杏林薪传
——韩臣子医案集

主编 韩丽霞 孙鲁英

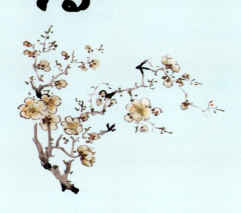

全国百佳图书出版单位
中国中医药出版社
·北京·

图书在版编目（CIP）数据

杏林薪传：韩臣子医案集 / 韩丽霞，孙鲁英
主编 . -- 北京：中国中医药出版社，2024.8
ISBN 978-7-5132-8748-7

Ⅰ.①杏… Ⅱ.①韩… ②孙… Ⅲ.①医案—汇编—中国—现代 Ⅳ.① R249.7

中国国家版本馆 CIP 数据核字（2024）第 077845 号

中国中医药出版社出版
北京经济技术开发区科创十三街 31 号院二区 8 号楼
邮政编码　100176
传真　010-64405721
三河市同力彩印有限公司印刷
各地新华书店经销

开本 710×1000　1/16　印张 13.5　彩插 0.75　字数 222 千字
2024 年 8 月第 1 版　2024 年 8 月第 1 次印刷
书号　ISBN 978-7-5132-8748-7

定价　58.00 元
网址　www.cptcm.com

服 务 热 线　010-64405510
购 书 热 线　010-89535836
维 权 打 假　010-64405753

微信服务号　　zgzyycbs
微商城网址　　https://kdt.im/LIdUGr
官 方 微 博　　http://e.weibo.com/cptcm
天猫旗舰店网址　https://zgzyycbs.tmall.com

如有印装质量问题请与本社出版部联系（010-64405510）
版权专有　侵权必究

编委会

主　　编　韩丽霞　孙鲁英

副主编　张　红　韩雪莹　董秀敏　王　晴

编　委　梁云蕾　白晓旭　贾博宜　李婷婷

　　　　张长水　马云霞　代阿秋　陈敬杰

　　　　杨俊锋　邹林蓁

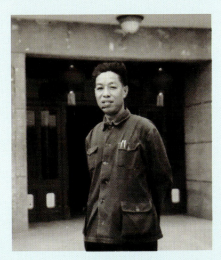
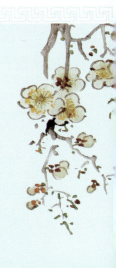
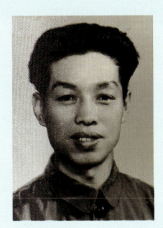
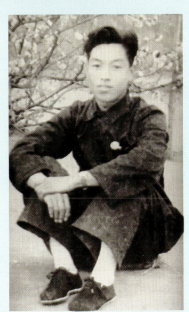

韩臣子青年时期照片

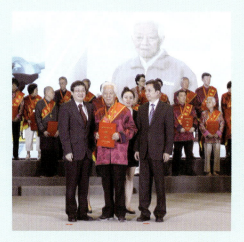

韩臣子（中）荣获"首都国医名师"荣誉称号
（2017年7月）

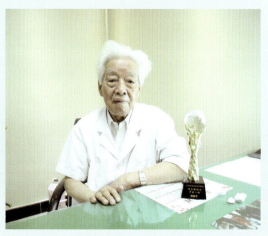

韩臣子获评中医在线"最具影响力中医人物"
（2018年6月）

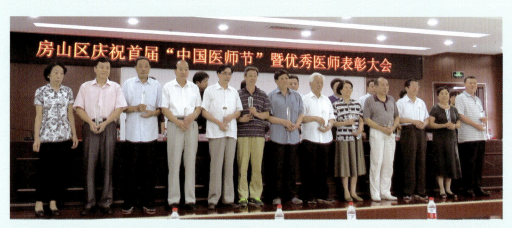

韩臣子（右六）在房山区庆祝首届"中国医师节"暨优秀医师表彰大会上被特授"终身贡献奖"
（2018年8月）

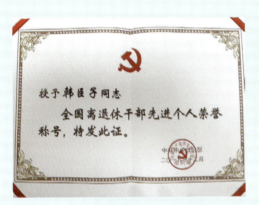
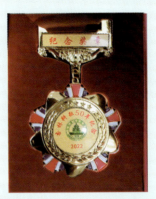
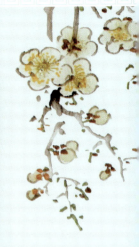

韩臣子被中共中央组织部授予"全国离退休干部先进个人"荣誉称号
（2019年）

韩臣子荣获2022年首都中医药"杏林耕耘50年纪念"奖章
（2022年）

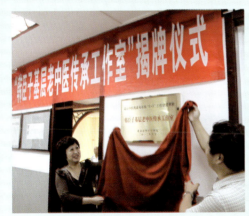
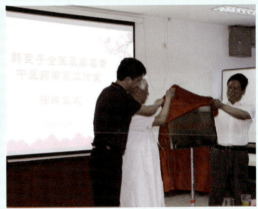

"韩臣子基层老中医传承工作室"揭牌
（2012年）

"韩臣子全国基层名老中医药专家工作室"揭牌
（2018年）

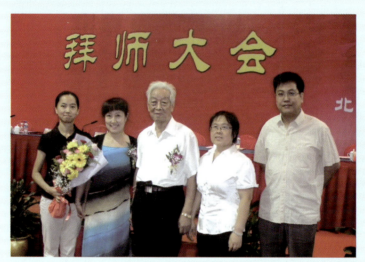

第四批北京市级老中医药专家学术经验继承拜师大会
（2011年）

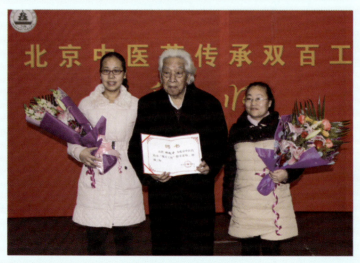

北京中医药传承"双百工程"拜师大会
（2015年）

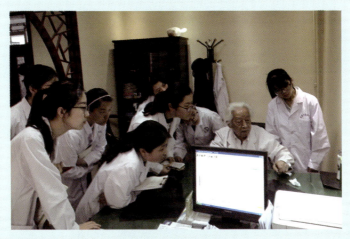

韩臣子（右二）带教

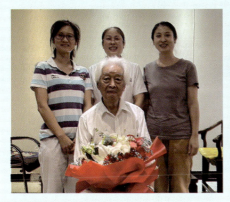

第六批北京市级老中医药专家学术经验继承
工作拜师
（2022年）

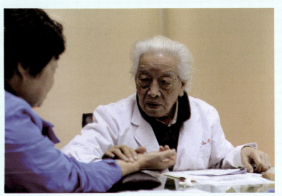

韩臣子出诊

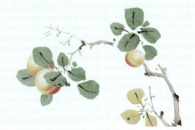

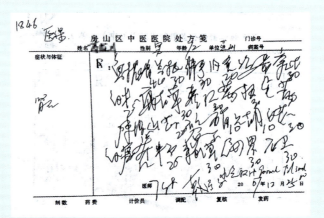

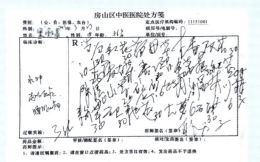

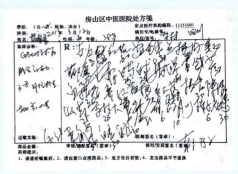

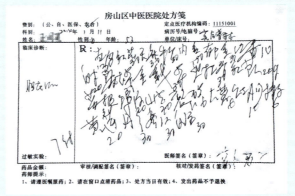

韩臣子手笔处方

序

中医药是中华文化的瑰宝，具有完整的理论体系、悠久的发展历史和深厚的学术底蕴。几千年来，一代又一代中医药人秉承整体观念和辨证论治的中医药基本理念，使中医药在疾病诊疗、预防保健、调畅身心等方面发挥着独特的作用，中医药的理念和方法逐渐受到社会认可和青睐。传承并发扬中医药精髓，让更多人了解中医药，使中医药为全人类健康福祉贡献力量，乃我辈中医人义不容辞的责任。

韩臣子，汉族，1928年生，河北省望都县人。从炮火硝烟中的医疗兵到北京市房山区中医医院首任院长，行医70余年，擅长治疗肝胆、泌尿结石病及各种杂症。抗日战争的洗礼练就了韩老刚正不阿、坚韧不拔的精神。房山区中医医院建院初期，韩老身体力行、负芒披苇，克服种种艰难险阻，最终带领医院步入正轨，并建设创立首都区域特色重点专科——结石科。韩老临床诊疗经验丰富，基础理论深厚，以自己博大的胸怀和坚定的意志信仰中医、使用中医、爱护中医，不遗余力地服务患者。1996年离休后仍工作在临床一线，坚持每周出诊至95周岁高龄，并通过"师带徒"等形式培养优秀青年医师30余人。韩老于2018年获评中医在线"最具影响力中医人物"，在房山区庆祝首届"中国医师节"暨优秀医师表彰大会上被特授"终身贡献奖"；2019年荣获"庆祝中华人民共和国成立70周年纪念章"；2019年被授予"全国离退休干部先进个人"荣誉称号，深受同行、患者及社会尊重。

本书详尽介绍了韩老行医数十年的临证经验和学术专长，在韩老学术思想及中医精神的影响下，结石科医务人员及其门下弟子整理病历及文稿资料，总结韩老对特色专病（泌尿系结石、胆石症）、内科、外科、妇科及杂病的诊治特色与学术思想，书中内容翔实，对临床专业人员具有科学指导意义与实用价值。

北京中医药大学房山医院
（北京市房山区中医医院）
党委书记

2024年3月

前言

泌尿系结石是常见病、多发病，患者常有疼痛、排尿障碍等症状，复发率高，严重影响健康和生活质量。目前泌尿系结石的治疗手段包括药物治疗、体外冲击波碎石术（extracorporeal shock wave lithotripsy，ESWL）、经皮肾镜取石术（percutaneous nephrolithotomy，PCNL）、输尿管镜输尿管取石术（ureteroscopic ureterolithotripsy，URL）等。中医学认为，泌尿系结石属"石淋"范畴，其基本病机为肾虚，膀胱气化失司，湿热蕴结，煎熬津液，聚而成石。中医药治疗结石病疗效显著。目前众医家对于泌尿系结石的治疗以个人经验见长，多认为"病在下焦"，治则也以清利下焦、通淋排石为主。韩老自1987年创建结石科以来，潜心研究房山区高发病结石病例，探索与研究37年，逐渐形成了以"调中法"为精髓的学术思想，创新性提出"调中焦，清源流"理论及"病在下焦，治在中焦"的治法。韩老在治疗淋证时，注重调畅中焦脾胃，清结石生成之源流，健脾益气，调畅气机，复其升降，促使湿热、瘀血、痰浊等病邪消散，从而促进溶石排石，预防结石复发；自制中药汤剂"调中消石方"，临床应用广泛，疗效肯定，受到多家媒体杂志报道，影响力遍及海内外。

除了结石专科疾病，韩老对内、外、妇、儿科疾病及杂病均有丰富的诊疗经验。对内科杂症，灵活运用中医经典理论，独辟蹊径，取得奇效；对外科疾病，中西并用，经方化裁，大胆创新，用药精妙；对妇儿疾病，思维缜密，审证求因，治方严谨。本书分为四个部分，分别为医家小传、学术思想、临证医案及论文精选，适用于各级医院泌尿外科、碎石科医师，社区全科医师及广大中医师阅读参考。

本书编撰初心是惠及广大泌尿系结石患者，同时继承韩老学术思想，推广、弘扬中医学并丰富其科学、文化内涵，亦期待得到领域内专家学者的指点，进一步做好泌尿系结石中医药诊疗的创新与发展。本书编写时间紧迫，难免有疏漏和不足之处，务请读者朋友提出宝贵意见，以便再版重印时修订提高。

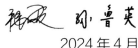

2024年4月

目录

第一部分 医家小传

中医老号 / 2

冀中少年 / 4

从医之路 / 6

新官上任 / 8

春色满园 / 13

杏林新叶 / 16

第二部分 学术思想

一、韩老学术思想介绍 / 20

二、韩老"调中法"预防泌尿系
　　结石的思路 / 24

第三部分 临证医案

一、特色专病医案 / 28

（一）石淋（泌尿系结石）临证医案 / 28

　• 巨大肾结石 / 28

- 小儿肾结石 / 30
- 输尿管结石 / 32
- 输尿管多发结石 / 35
- 输尿管畸形并发结石 / 37
- 孤立肾合并输尿管结石 / 39
- 膀胱结石 / 40
- 泌尿系结石合并感染 / 42
- 妊娠石淋 / 43
- 经皮肾镜取石术后残留肾结石 / 45
- 取石术后结石复发 / 46

(二) 胁痛（胆囊结石）临证医案 / 48
- 胆囊结石 / 49
- 胆囊结石伴急性胆囊炎 / 50
- 胆总管结石 / 52
- 胆囊多发结石 / 54
- 胆囊结石伴慢性胆囊炎 / 57
- 胆囊结石伴胆囊息肉 / 59
- 胆囊结石充满型 / 61

二、内科疾病医案 / 63

- 咳嗽 / 63
- 胆咳 / 64
- 心悸 / 65
- 胸痹 / 68
- 不寐 / 70
- 盗汗 / 74
- 胃痛 / 76

- 痞满 / 84
- 呃逆 / 87
- 腹痛 / 88
- 便秘 / 92
- 胁痛 / 99
- 头痛 / 106
- 耳鸣 / 109
- 眩晕 / 110
- 郁证 / 114
- 水肿 / 118
- 淋证 / 120
- 消渴 / 127
- 虚劳 / 130
- 阳痿 / 135
- 腰痛 / 136
- 痹病 / 141

三、外科疾病医案 / 142

- 蛇串疮 / 142
- 膀胱输尿管反流 / 146
- 肠切除术后 / 148
- 足趾痛 / 149

四、妇科疾病医案 / 150

- 盆腔炎 / 150
- 带下病 / 151
- 痛经 / 153
- 月经量少 / 154

- 月经紊乱 / 156
- 停经 / 157

五、杂病医案 / 159

- 腹痛 / 159
- 发热 / 160
- 癃闭 / 162
- 面瘫 / 163
- 产后脱发 / 164
- 痤疮 / 165

附篇 论文精选

- 直流电中药离子穴区导入法治疗结石病 52 例 / 168
- 四妙勇安汤加味治疗血栓闭塞性脉管炎 71 例疗效总结 / 172
- 综合治疗急性心肌梗死 30 例 / 176
- 中脏腑型中风 124 例临床疗效观察 / 180
- 健运脾胃法用于胆石症 200 例分析 / 185
- 理血法用于体外冲击波碎石后 600 例临床疗效研究 / 189
- 韩臣子治疗巨大肾结石经验 / 193
- 调中溶石汤治疗肝胆气郁型胆总管结石 76 例疗效观察 / 196
- 韩臣子调中法治疗胆石症经验 / 200
- 韩臣子"调中法"治疗石淋 294 例临床疗效分析 / 203

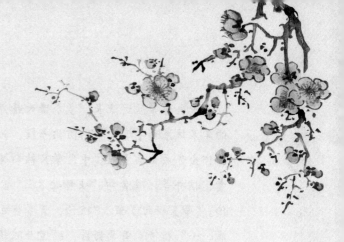

第一部分　医家小传

中医药学源远流长，学术博大精深，几千年来，中医药以它独特的学术体系和丰富多样的防治手段，为中华民族的繁衍昌盛、健康保障作出了杰出的贡献。中医学又被称为国医、岐黄、杏林、悬壶、青囊、橘井等。岐黄即"岐黄之术"，黄是华夏始祖轩辕黄帝；岐指岐伯。《帝王世纪》载："岐伯，黄帝臣也，帝使岐伯尝味草木，典主医病……"相传，黄帝好医，经常与岐伯、雷公等臣子坐而论道，对疾病的起因、诊治设问作答，予以探究，后世成《黄帝内经》一书。《黄帝内经》为医书之祖，行医人必读之物。岐黄由此为中医代名，流传至今。

——引子

中医老号

房山古城南大街，车水马龙，市肆繁华。西侧，一座古色古香、飞檐翘脊的大牌楼，吸引着无数过往行人的目光。牌楼的门楣上，一行质朴的鎏金大字——"房山区中医医院"，左边"岐黄济世"，右边"杏林常春"，在阳光照耀下金黄闪闪，熠熠生辉。牌楼里面，是一片参差不齐、高低错落、朴质沧桑的建筑群。中华人民共和国成立之初，城内永和祥、大生堂、广合兴、恒隆泰等几家坐堂药铺的隐没，城关联合诊所、城关卫生所及城关镇卫生院，也相继完成使命，淡出了人们的记忆。20世纪80年代，一个从困境中崛起，在京郊乃至全国享有盛名，富于特色，在房山人心目中春色满园的"老字号"，高高地矗立起来。

2018年6月，房山区中医医院凭借自身实力，并入北京中医药大学，更名为北京中医药大学第六临床医学院、北京中医药大学房山医院，与本市各大中医医院齐头并进，位居"三甲"行列。其创始人、首任院长韩臣子先生，于1989年被北京市中医管理局评为"北京市百名优秀医务工作者"，2017年获评"首都国医名师"，2019年被中共中央组织部授予"全国离退休干部先进个人"称号。

2020年8月中旬，暑热氤氲，新型冠状病毒尚未被消灭，我慕名走进这座牌楼，穿过宽敞的取药大厅和熙熙攘攘、人头攒动的门诊走廊，转弯迈上十几步台阶，二楼左侧的结石科，便是我要寻访的目的地。墙上，一方铜牌赫然在目，上面镌刻着国家中医药管理局2017年9月颁发的"韩臣子全国基层名老中医药专家传承工作室"。韩老离休后仍心系病患，坚守岗位，每周二、四、六出诊，几十年如一日，雷打不动。此番，我的采访目标，就是这位老骥伏枥、矢志不渝、颇具传奇的中医名家。

"韩老好！韩老好……"

早上八点钟，结石科走廊人来人往。韩老满头银发，精神矍铄，在助理医生陪伴下，信步走进专家诊室，候诊患者纷纷起身，送去期待的目光。

换上白大褂，给脉枕消毒，准备工作就绪，韩老开始接诊患者。

在候诊室，我走访了几位候诊者，他们当中既有慕名而来的初诊患者，也有复查、会诊的老病号；有本地患者，也有来自天津、河北、内蒙古等外地患者。所医病候，多为顽固性结石病，内科心、肾疾病，妇科不孕不育等各类疑难杂症。

其间，一位外地患者对韩老的诊断十分满意，想多带几剂中药回去，以减少往来次数。为确保疗效，韩老反复调整配方，尽量不增加费用。患者高高兴兴，满意而归。

11时40分，韩老结束了上午的出诊，3个多小时的诊疗时间，老人家精神集中，体力充沛，中间没喝过一次水，没休息1分钟，大部分时间，右手搭在患者脉搏上，观气色、看舌苔、按穴位，望闻问切，四诊合参，根据辅助检查和病情，调整处方，精神状态一点不亚于年轻人。

送走最后一位患者，是我和结石科预定的采访时间，韩老年事已高，怎能连续劳瘁，我劝老人家喝点水，稍事休息，缓缓精神再接受采访。助理医生说："不用，韩老硬朗着呢，你们可以开始了。"韩老轻轻活动了几下手臂，我借此空闲，说明采访意向，与韩老攀谈起来。

冀中少年

1928年，冀中望都县北韩庄，一男孩降生韩家。因世代贫穷，饱受疾苦，母亲给他起了一个寄予厚望的名字——臣子。韩臣子聪明伶俐，勤奋好学，时常跑到学校做旁听生。8岁那年，一家人省吃俭用，供他去外村一所小学读书。可是好景不长，两年后终因战乱，家庭窘困，无法继续维持学业，他只好回到村里给大户人家放牛。

13岁那年，日本军队占领保定，城里城外人心惶惶。夏季的一天晚上，暑热难熬，韩臣子在房上睡觉，村边忽然传来狗叫声，日本兵包围了村子，挨家挨户地搜查，专抓十几岁的男孩。一家人不知所措，屋里屋外东躲西藏，但韩臣子最终也未能逃脱。

韩老至今还清晰记得，十几个孩子被带到保定飞机场。日本兵把他单独关在一所大院，想留下他做勤杂工。他既孤单又害怕，也不知道别的孩子去了什么地方。晚上出去解手的时候，他偷偷钻进一条壕沟，跌跌撞撞，竟侥幸逃了出来。从保定到望都有四十多里土路，他躲躲闪闪，沿着村边跑了一夜。回到家，母亲喜极而泣，父亲把他藏在村外的一座土窑里，半个多月没敢在村里露面。

望都火车站坐落在望都城东，距北韩庄三四里路。韩臣子小时候经常跟大人去车站捡煤渣。车站的东南角有一座岗楼，岗楼旁边是一间昏暗的小屋。平日里，岗楼和小屋门前有日本兵站岗，不许旁人靠近。一天，几个陌生人凑到韩臣子身边，其中一位轻声说："我们是八路军游击队，你知道机关炮藏在哪儿吗？"当时，美军飞机经常袭击铁道线，专炸日军的火车头。所以，车站上配有高射机枪。韩臣子虽然年龄不大，但他懂事早，也朦朦胧胧知道一些。他进过那座岗楼，日本兵欺负他小，曾逼着他往岗楼和小屋里盘过煤，他机灵眼尖，正好发现了这个秘密，韩臣子一五一十把看到的情形说给他们。傍晚，日本兵去岗楼吃饭的时候，他带着那几个人摸进小屋，把高射机枪摘走了。

入秋以后，甘蔗熟了，韩臣子每天去地里收甘蔗，然后扛到集市上卖。一天上午,地里来了三个壮汉,让他把甘蔗分成三份,说帮助他到城里去卖,他们每人扛上一捆,让他跟在后面。韩臣子看他们不像坏人,就跟着来到城外的炮楼前,炮楼里的伪军见有人来送甘蔗,就大声吆喝着放下吊桥,让他们把甘蔗扛进去。不一会儿,三个壮汉提着手枪,从炮楼里闪了出来,肩上的甘蔗已换成了几杆长枪,他们锁上炮楼,拉着他迅速钻进了庄稼地。韩臣子事后得知,三个壮汉是区小队战士,自己在不知不觉情况下,以甘蔗做道具,配合区小队端了伪军炮楼,劫走了敌人九杆长枪。

接连闯祸,保安团和地方团都在抓他,韩臣子不敢回家,父亲把他送到定州。定州是韩臣子的姥姥家,舅舅在定州城的十字街上摆了个馄饨摊,他暂时躲在那儿帮着干点零活,舅舅事多,经常出门,有时候也让他跟着跑跑腿儿。这是地下党的一个联络点,经常有信件在这儿中转。由他送出或收回的情报,有的是普普通通的纸条,也有的是信封,有的信封上还粘着鸡毛。韩老解释说:"粘着鸡毛的信件都是急件,不但不能耽搁,更不能被敌人发现,鸡毛信就得快送,飞过去的意思。"韩老说,他送信去过的地方,近的三五里路,远的来回要一整天,冀中的荣城、藁城;冀东的龙腾、唐河边上的孙家庄;冀西山边的伞地、赵各庄等,他都没少去过。

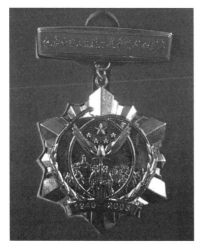 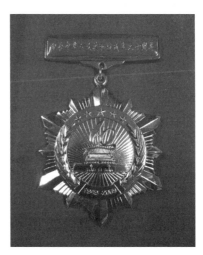

纪念中国人民抗日战争胜利60周年　　纪念中华人民共和国成立六十周年

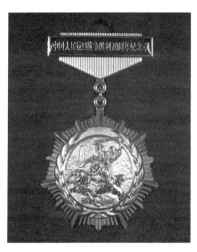 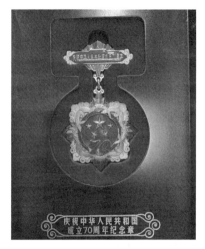

中国人民抗日战争胜利70周年纪念章　　庆祝中华人民共和国成立70周年纪念章

从医之路

1945年春天，抗日战争如火如荼，17岁的韩臣子告别父母，离开家乡，投奔了共产党领导的八路军，跟随聂荣臻率领的北上部队，奔赴张家口抗日前线。

在师卫生队，他一边照顾伤员，一边学习医疗救护知识。全师一万多人中，小战士只有寥寥几人，从冀西地区到张家口，要通过敌人的封锁线，部队绕道涞源、宣化，不仅需要长途跋涉，而且还经常在夜里急行军，躲避敌机的监视追踪。北上途中，韩臣子作为卫生队培养对象，参加了晋冀鲁豫军区第四期白求恩医疗培训班，学习外科创伤处理及心肺复苏术。秋后又在察哈尔军区举办的强化班学习，主修外科骨伤治疗。韩老的从医之路，始于抗日战争的枪炮声中。

解放战争初期，国民党军队疯狂进攻张家口，张北战斗异常激烈。在敌众我寡的不利形势下，作战部队边打边撤，卫生队保护伤员提前向蔚县、涞源方向转移。战线拉开，战场分散，医疗队分成几个小组派往各处。韩臣子所在的医护小组，只有一位医生和两名护士，要照管120多名伤员。他们三人一个在前，一个在后，而韩臣子背着三个医药包，在伤员中间往来穿梭。天上有飞机扫射，后面有敌兵追赶，处境十分危险。

1948年辽沈战役期间，解放军华北部队为阻击西北敌军向东北增援，察哈尔军区奉命征西，打下蔚县、光灵、灵丘，在涞源成立了京西军分区，卫生队更名为医疗队。部队在涞水石亭镇打了大胜仗，又接连向东收复了十渡、张坊、琉璃河、窦店等地。已晋升为医士的韩臣子，不顾个人安危，总是冲在前面，干在前面，抬担架、洗伤口，协助医生做手术，全力救助负伤战士。

韩老回忆说："那时候天天行军，前方传来密集的枪炮声，我们就放下担架，快速寻找隐蔽地点。伤员一到，立刻投入抢救。战地救护条件有限，治骨伤没有支架，我们就砍伐小树，修理木片做支撑；纱布不足，就撕床单被单，用洗干净的布条作绷带；门板支起来就是手术台，旁边燃起一堆柴火，火上架着一口大锅，烧开水、煮器械。护士配合医生为伤员开刀，取子弹、弹皮。仗打得时间长，负伤人员多，手术就一台接着一台不能间断，医疗队同前方战士一样，必须坚持到战斗的最后一刻，还要躲避敌机空袭和远处飞来的炮弹。"

1949年初，解放军战略反攻，医疗队经斋堂过长城，从张家口到颐和园，跟随大部队南征北战。北平和平解放后，医疗队编入总后卫生部，韩臣子参加了卫生部成立大会，他和队友们组成几个方队，在台下聆听毛主席、陈毅司令员和医界代表林巧稚讲话。翌年，解放大军整编南下，韩臣子服从组织安排，留在通州地委卫生科，负责临床医疗管理，随后来房山县武装部工作。不久，朝鲜战争爆发，作为武装部主检医生，他三次主持志愿军征兵体检工作，为抗美援朝选送了六百多名合格战士。

1951年，县领导根据工作需要，安排韩臣子到通州潞河医校学习，主攻西医外科。1956年再次赴潞河医校，学习内科、儿科、妇科等全科医术，并且多次到北京的大医院进修，弥补医学理论方面的不足。学成归来，房山第一医院由他主刀，顺利完成了本地第一例阑尾切除术。此后，他又多次在简陋的平房里为患者做开胸开腹手术，为房山外科临床医学打下坚实基础。

1957年，国务院号召"西学中"，走中西医结合道路，全面提高中华民族健康水平。韩臣子两次参加中医学习班，经过长期实践，他深刻感到中医理论的博大精深。在行医过程中，他注意到许多疑难病症，用西医西药治疗效果不佳，而中医中药却疗效显著。从此，他迷上了中医中药，刻苦攻读《黄帝内经》《金匮要略》《伤寒杂病论》《本草纲目》等中医药书籍，背诵《汤头歌诀》，把中医理论运用于临床实践，把治疗经验和科研成果与同事们交流分享。

1968年，在毛主席"办好合作医疗"精神指引下，韩臣子带领县医疗队下乡，普及大众卫生常识，为基层培养医疗骨干。没有教材，他就查阅书籍自己编写；没有信纸，就用小学生作业本；没有教室，就在社员家中找个宽敞的地方。当年的赤脚医生，一根银针，一把草药，以自种自采自制，土医土药土方，解决了不少贫困地区缺医少药问题。几年后，各村相继办起了合作医疗，仅城关、岳各庄两个乡镇，他辅导过的赤脚医生就达一百四十多人。

1976年，与县委县政府近在咫尺的城关镇卫生院，因内部管理混乱，被群众点名"灯下黑"，韩臣子受卫生局领导委派，与房山法院、城关镇政府组成联合调查组，到城关镇卫生院巡检工作，自此接替了院长职务，走上了一条自力更生、艰苦创业的改革之路。

新官上任

1981年3月中旬的一天，韩臣子接到通知来局里谈工作，县长吕镒、局长刘庆凯已提前在办公室等他。刘局长郑重地说："老韩啊，党中央、国务院对振兴传统医学非常重视，县政府办公会已经做出决定，在现有条件基础上，把城关镇卫生院提升为县级中医医院。局里研究过了，准备把这副担子交给你，由你来完成这项任务，一年的筹备时间，既要扩大医院规模，也要增加医护力量，你看怎样？"还没等韩臣子表态，吕县长紧接着做了补充："目前，全国各地都在推广中医中药，这项工作非常重要，事关全县医疗事业发展，要完成好这次转型升级，还有许多困难需要克服，组织相信你，一定能把这项工作干好。"

领导的鼓励和希望，使韩臣子压力很大。他从战争中走来，不惧怕任何困难，可这次转型与以往不同，县里局里既无拨款，也没有其他形式的补贴，有的仅是政府政策上的一块牌子。怎么转型？如何发展？一道道难题摆在面前，他一时茫然无措。要知道，在他来卫生院上任之前，院里只有二十几名职工和二十几间老旧平房，几件简陋的医疗设备，与食堂的锅碗瓢盆加在一起，还不够偿还以前欠下的债务。而现有的这些条件，还是他接手院长以后，与大家一起奋斗得来的。

怎么办？怎么办？他冥思苦想，夜不能寐，经常一个人在办公室徘徊到深夜。

接下来的一段时间，韩臣子天天一个人骑着自行车外出，职工们私下议论纷纷，可谁也不知道院长究竟在忙些什么，有人问，他只是淡淡一笑，秘而不言。但此刻，他已然胸有成竹，一幅蓝图就刻印在脑子里，新官上任的"三把火"欲将燃烧。

韩院长上任的第一件事——"筑巢"。成立中医医院，树立中医形象，门诊楼建设首当其冲。

6月30日下午，烈日当空。门诊楼建筑工地上，一场别开生面的奠基仪式正在进行。韩院长站在全院职工面前，情绪激昂，声若洪钟。"门诊楼是中医医院成立的标志工程，今天的奠基仪式，我既不请上级领导剪彩，也不邀外界朋友来助威祝贺，而是借这个仪式开一个职工大会。因为我们今后要做的，一切都得从'零'开始，中医医院的基础建设，要靠大家共同努力，要用我们自己的一双手，开辟出一片新天地！"话音刚落，韩院长抄起一把铁锹，走向已经画好灰线的槽基，奋力铲起第一锹土……大家如梦初醒，也纷纷拿起锹镐走进工地，热火朝天地干了起来。

随后，打基础用的钢筋、砌墙用的红机砖、沙石水泥和水泥构件，都源源不断地运进工地。直到这时，大家才恍然明白，韩院长每天早出晚归，原来是为基建材料做准备。据当年一起创业的财会人员讲，工程建设资金短缺，韩院长既不向别的单位伸手借钱，也没使过银行一分钱贷款，而是靠自己的名誉信誉、工作能力，广结善缘，广交朋友，与友邻单位建立合作关系，寻求各个方面的支持帮助。比如，盖楼用的预制板，桥梁厂除了免费运输，还负责义务吊装，每块楼板从出厂到工地，对方只收取13元材料费；招待水泥厂的师傅们，也不像其他单位那样递烟送酒，甚至需要摆一桌像样的饭菜。每次师傅们卸完水泥，韩院长就把他们带到门外的小饭馆，请他们简简单单地吃一碗麻酱面。当时，建筑材料十分紧俏，若是换了别人，这个做法根本行不通，中医院则与众不同，甭管砂石水泥、钢材木材，用料随叫随到。

  从奠基那天起，全院干部职工每天除八小时工作时间外，还必须早晚加班各一小时。韩院长把部分壮工活儿接下来，省下工程造价，用于后续施工建设。在他的带动下，全院职工挥汗如雨，不分男女，不计报酬，和施工队一起争时间、抢速度，为工程建设捐资助力。这样的劳动场面，全院职工一干就是一年。

  天天如此，职工们真的那么情愿吗？当然不是。开始的时候，一些人想不通，经常在工地上发牢骚："韩院长累死人不偿命，别处都在抓钱搞创收、分福利，而他却讲什么革命传统、延安精神，照这么干下去，咱们什么时候能熬出头啊？"一位在局里上班的领导，对妻子常年加班意见很大，晚上亲自找到韩院长家里，要他为妻子调换岗位，减少加班时间。倘若在平时，只要职工要求合理，韩院长不管是谁，都会想方设法帮助解决。可这件事不成，施工正在节骨眼儿上，大伙儿干得正欢，若给他开了后门，势必影响大家的情绪，对全盘工作不力。韩院长毫不客气地说："医院有制度，照顾了你，别人怎么想？要觉得干不了，嫌累的话，只能调出中医院，我也没有别的办法。"

  建院期间，韩院长与大家一同加班，还抽出时间，去城里的大医院参观走访，与施工单位沟通交流，为建院提供参考意见。一年后，门诊楼如期竣工，中医医院落成剪彩。

  有了门诊楼这座响当当的硬件设施，韩院长的信心更足了，他要干的第二件事——"引凤"。挖掘本地区中医人才，打造医院的中医特色。

  在引进人才和使用人才方面，韩院长有自己独到的做事方法。初来卫生院那会儿，他处处留心，闲余时间四下访贤。中医医院成立后，很快将马玉龙、袁越、周志波、赵志恭、鲁志英、明永兰等一批较有名气的中医人才招至麾下。原蒲洼乡卫生院院长朱法熹，也是在这个时候调来城关，甘为副职，做他的左膀右臂。朱法熹毕业于通州专区卫生学校，工作严谨，医术精湛，因常年在山区工作，对中医中药颇有研究，且为西医内科、儿科、妇科等全科大夫，多次救助危重患者，深得韩院长赏识。中医医院建院期间，他还亲自主持门诊楼的规划设计，并带头参加工地劳动，为全院职工树立了榜样。

当年，县里的知名中医袁景荣、王仲连、贺家生等，也是经过韩院长几番动员，才把他们从其他乡镇"挖"来，在门诊、病区发挥中医特长。随后，擅治脾胃、肾病及前列腺疾病的穆希泉大夫，用针灸治疗各种杂症的屈凤林大夫，主治糖尿病和肝胆系统疾病的张相会大夫等，也陆续在韩院长的感召下来到中医医院，担起了科室重任。1982年中医医院成立时，设内科、外科、儿科、急诊科、妇产科、检验科、放射科等12个科室和第一、第二2个病区，正式职工98人。韩院长未雨绸缪，注重培养新生力量，自1983年开始，每年从北京中医学校、中医院校引进大专生、本科生，充实本院中医力量，引领中医医院向正规化、现代化发展。

韩院长上任的第三件事——采药、制药。降低医疗成本，为大众患者服务。

房山地处平原和山区交界处，丘陵面积大，中草药遍及山乡。平原地区的蒲公英、茵陈、地黄、薄荷，丘陵地带的荆芥、白屈菜、益母草，大山里的知母、葛根、黄芩、柴胡等，一年当中三季都有药。韩院长去过不少乡镇，对本地的中草药分布了如指掌。中医医院成立那天，韩院长宣布了一条规定：全院干部职工，每人每年的采药数量，不得少于五百五十公斤，而且不分男女，不讲条件，有困难自己克服。

关于采药的事例很多，他们去过的地方，近的如房山城外的农田地埂，远的如大山深处，绵延起伏的霞云岭、百花山。一位退休老职工向我讲述了她的亲身经历。

因为白天还要上班，我和两位同事起了个大早，搭伴去瓜市村的麦地里采葶苈子。我们到地里的时候天还没亮，就见一团黑乎乎的东西向地边移动，地坎上还放着一辆手推车。看见手推车，我们顿时就明白了大半。等那团黑影摇晃着来到近前，果然不是外人，是本院的邱大夫，他已经摸黑弄了许多，这会儿正往地头盘送，该"打道回府"了。春天的早晨本来亮得就早，也不知道他晚上睡没睡觉，几点就出来采药了。

韩院长不光给职工定数量，自己更以身作则，带头去乡下采药。有一次，我们一起去周口店附近的山坡上采白屈菜，走得远，采得又多，没成想午后下起了大雨，衣服浇得湿漉漉的，坡路湿滑，草药也增加了分量，原定采完后用自行车带回去，可这会儿已经不行了，扔掉一些又十分可惜。韩院长让大家原地休息，自己骑上自行车回房山，从武装部找来一辆"130"汽车，把大堆的草药运了回来。秋雨绵绵，秋风瑟瑟，大家穿的都很单薄，韩院长和我们一样忍饥受冻，回来后又熬了一锅姜糖水，为大家驱寒、防感冒。

每逢节假日，外单位职工逛商场、遛公园，聚在一起其乐融融。中医院的干部职工则不能这样，不仅自己不能，有的还带上爱人孩子，成群结队地下乡采药。到了晌午，医院大门口两端热闹起来，有肩扛的，有推着自行车、手推车的，也有关系好的互相合作，请家人或朋友帮忙，赶着马车把草药运回来。

药剂科此时分外忙碌，分拣、破碎、晾晒、炮制一条龙，几口大锅架在炉灶上，昼夜不停地加工煎制。院里使用的几十种中成药，全部为本院药剂科自制，仅中草药采集加工一项，当年就降低成本六万元。现在住院楼的位置，就是当年药剂科旧址，有过这段经历的老职工都对此难以忘怀。

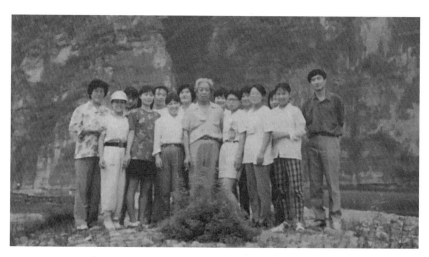

韩院长（中）带领医院干部职工上山采药

韩院长的"三把火"，为中医发展带来了广阔空间，高高大大的门诊楼，人才汇集的中医队伍，得天独厚的中草药资源，使房山区中医医院迅速崛起，成为北京郊区第一家中医医院。

春色满园

有了良好的开端，事业就成功了一半，韩院长信心大增。中医医院成立后，他更加忙碌，一方面，医院需要继续扩大规模，另一方面，业务更需要稳固发展。他深知卫生行业的弊端，立志改革创新，不吃"大锅饭"，不走"越办越穷"的老路。他规定，全院党、政、工、团的干部不得脱产，三位正副院长带头，除了行政工作外，每天必须要接诊患者。为突出中医特色，医院的临床科室由有名望的老中医领衔坐诊，并开设中医急诊科，做到二十四小时随时就诊、随时取药。在局领导的支持鼓励下，韩院长率先在全局系统内提出"任期目标责任制"，走独立核算、自负盈亏的改革发展道路。

在机关厂矿、基层农村，中医中药虽然有广泛的群众基础，但人们对中医医院了解甚少。建院初期，患者就诊数量明显不足。韩院长颇费苦心，利用自己县委委员的特殊身份，利用在外开会学习之机，广泛结交各业朋友，频繁走访周边的中央、市属、县属企业，推广中医医疗，宣传中医医院。仅几年时间，就与多家企事业单位建立了业务往来，为他们提供相应的医疗服务。当年，许多部门领导和企业的厂长经理，都是中医医院的座上宾。有了单位之间的互助合作，医院的业务量陡然提升。

患者多了，个别人产生了浮躁思想，差错逐渐多了起来。韩院长首先从内部抓起，经过反复研究，广泛征求意见，院里制定了以服务态度、医疗质量、工作纪律、精神文明、增收节支五项内容为标准的考核机制，杜绝了工作中的懒散现象。他在全院职工大会上说："我们的事业才刚刚起步，要注意形象、注重特色，要以一流服务、高超医术，创造最好的医疗环境。患者来看中医是对我们的信任，我们千万不能冷落他们，一定要检查细、判断准、用药合理，让患者和家属满意而归。"

那些年，卫生行业刮起了一股不正之风，一些医院不顾医德医风，不择手段，一心只想着赚大钱，造成管理失控，医药价格上涨，加大了患者的医疗负担。韩院长对此极为愤恨，他说："别的医院我管不了，中医医院绝对不能这么做!"他努力说服科室干部,做职工思想工作,并做出两项具体规定:第一,来中医医院看病,费用一律不涨价;第二,对患者态度不好的要受罚,推走患者的,要负责把患者请回来。事后,院办将收费标准上墙,公开接受群众监督。这一做法深得百姓支持,引来众多农村患者前来就医。

为提高本院医疗水平,增加中医医院的知名度,业务平稳以后,韩院长又推出新的做法。他看到一些危重患者在转院过程中需要长时间的预约等待,不仅加重了患者的经济负担,也因此错过了治疗时机。韩院长遂与城里医院建立联系,定期请知名专家来中医医院坐诊。当年,房山区中医医院与北京中医医院、东直门中医院、广安门医院、西苑医院等多家城里医院联合,增设定期专家门诊,建立专家查房、会诊制度。全国著名中医专家邬君玉、儿科专家徐荣谦、肾病专家吕仁和、心血管专家周玉萍等,都曾来房山为中医医院指导工作,从而加强了医护人员的技术能力,提高了患者治愈率,解决了许多患者进城看病之难的问题。

"中医事业要发展,必须科研开路",这是韩院长同青年医生聊天时常说的一句话。他生逢战争年代,文化底子薄,在长期医疗实践中,深知理论知识的重要性。房山区中医医院在他的倡导下,走出去、请进来,先后与城里几家大专院校互助合作,请专家教授来院里讲课,为校方带实习生、研究生。组织郊区医院开展中医理论交流,主持编纂《北京郊区县中医院论文集》。在他的影响下,北京郊区中医医院的科研工作蔚然成风。韩院长先后在《中医杂志》《北京中医》《光明中医》等有影响的刊物上发表论文,在国内外产生强烈反响。

尽管医院的管理工作很忙,韩院长依就定时出门诊。顾册村一位中年妇女,患脉管炎常年卧床,痛苦不堪,曾多次去城里大医院住院治疗,院方建议截肢手术,无奈之下,慕名来到中医医院。当时,患者状况已十分严重,大腿红肿,小腿溃烂发黑,脚趾坏死。韩院长仔细查看病情,以中药"四妙勇安汤"加味内服,为其清热解毒,活血止痛,并辅以熏洗方及外科处理,使热毒逐渐消散,病疽脱落。几个疗程后,病情开始好转,3个月完全治愈,患者的脚趾虽然落有残疾,但走路、做家务均无大碍。

1992年7月,俄罗斯卫生部门慕名来访,考察中医治疗结石技术。韩院长抓住机会,请客人们参观各科设施,并介绍中医特点,俄方对此颇感兴趣,当即表达合作意向,并邀请中方赴俄实地考察。韩院长率队出征,当场展示神奇国术,为哮喘患者实施穴位疗法,结果令俄方十分满意。经过反复协商,房山区中医医院与俄罗斯批列内依市第三十二医疗卫生处联建"东方医学范围有限股份公司",并派出以副院长屈凤林为队长的五名中医骨干,用中草药、针灸、火罐、推拿、正骨等中医疗法,为俄罗斯患者解除疾患。中医就此走出国门,悬壶莫斯科。

经济状况好转以后,韩院长并未忘记大家的辛劳。他考虑的职工福利,不是如何提高工资奖金,也不是时下流行的带薪旅游,他的心里装着一件大事,一件人们平时想都不敢想的事。1986 年 7 月,一栋三千六百平方米的职工宿舍楼开始动工。接着,一栋两层小楼、两栋三层小楼、两栋六层单元楼,随着一年一度的春暖花开,相继成了职工们梦寐以求的新家。1986 年以前来院工作的医护职工,在经历了一次次拼搏之后,全部住上了崭新的楼房。用当时房管部门领导的话说,中医医院提前十年解决了职工住房问题,走在同行前列,成了卫生系统人人羡慕的地方。

从 1982 年 3 月建院到 1996 年离休,韩院长在任的十四年间,中医医院发

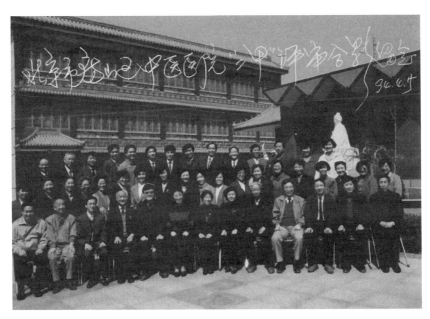

北京市房山区中医医院"二甲"评审合影(1994 年 4 月 15 日)

生了翻天覆地的变化，以一组数据为例：

门诊及相关科室从12个增至38个，增加了两倍多；年门诊量跃升至35万人次，住院患者6000余例；病房从2个简易病区，增至6个专科病区，床位240张；医疗设备从无到有，从简单到高级，价值达2200多万元；医护职工增至500余人，其中主任医师、副主任医师15人；门诊、急诊、药房、病房、科研、办公等建筑设施，从600m²增至32000m²。

房山区中医医院顺利通过全国"杏林计划"验收，并获得国家中医药管理局颁发的"二级甲等中医医院"证书，同时荣获国家中医药管理局"全国示范中医医院"和卫生部妇幼司"爱婴医院"荣誉称号。房山区中医医院在本市郊区乃至全国同行业评比中名列前茅，取得了良好的社会效益和经济效益，为本地区中医事业闯出了一条新路。

杏林新叶

杏林为中医誉称，杏林典故人人皆知，杏林故事名扬天下，医家自古以位列"杏林中人"为荣。韩院长行医数十年，医案无数，获赠锦旗无数。无论医德医术，他处处身体力行，为中医添彩，为杏林增光。

肝胆结石、泌尿系结石是现代社会常见病、多发病，房山区为泌尿系结石病高发地区。泌尿系结石在中医学中属"石淋"范畴，该病发作时痛连腰脊，脐腹疼痛，排尿淋沥涩痛，伴有血尿，患者苦不堪言。西医多主张手术疗法，微创取石。好多患者不愿接受手术治疗，况且泌尿系结石复发率高，手术不能解决根本问题。韩老接诊此类患者，以"调中法"的学术思想——"调中焦，清源流，治结石"为指导，运用中药补脾升阳、降胃涤垢、行气健脾、活血止痛、清脏腑热、消石软坚，从调理中焦脾胃功能入手，清其源流，将溶石、排石和防止结石再生综合施治，经过多年临床实践，取得了治疗结石的重大突破。房山区中医医院于1987年成立结石科，杏林之中再添新叶。

广东省东莞县的一位结石患者，患胆结石已经十余年，反复发作疼痛难忍，四处求医问药不见效果，已经无法从事生产劳动，慕名来房山请韩老医治。韩老耐心询问，仔细检查，做出明确诊断。服过二十剂中药以后，症状全无，在当地医院检查，胆内结石全部消失，十几年的顽疾三个星期治愈，患者恢复健康。韩老治疗结石病的良好效果被中央电视台、人民日报（海外版）、中国中医药报、北京日报、健康报等二十多家新闻媒体予以报道、专题播发。中国香港、中国台湾及新加坡、韩国、瑞士、菲律宾等地的患者也纷纷慕名而来，信函问药者不计其数。

韩老治疗结石病有三个特点。第一，采用中药治疗，可避免患者手术之苦。第二，疗程缩短，效率高。韩老中医治疗胆囊结石，最快七天就可排出结石，最慢的也只需一百八十天；治疗尿结石，一般需要一至三个月，韩老最快只需三天，最慢也不超过三十天。第三，中医治病讲求治本，使用中药可调节人体内分泌功能，从而痊愈后不再复发。

据统计，韩老累计治疗结石病患者2100例，按国际标准计算，肝胆结石治愈率为76%，泌尿系结石治愈率为83%，总有效率高达98%。由此，房山区中医医院扬名全国。卫生部、国家中医药管理局及北京市主管医疗工作的领导，纷纷来房山区中医医院视察工作，对韩老的创业精神及精湛医术予以肯定。房山区中医医院结石诊疗技术成绩突出，走在全国前列。

1992年4月，房山区中医医院被北京市中医管理局命名为"北京市肝胆、泌尿结石病中医诊疗中心"，成为北京市医疗单位重点专科医院。数十家媒体以"结石专家韩臣子""韩臣子治疗结石病获进展""北京市肝胆泌尿结石中医治疗中心有绝活"为题，报道了房山区中医医院治疗结石取得的成绩。韩老作为结石病学科带头人，被北京中医药大学聘为客座教授、中华中医药学会内科分会疑难病组副组长。

为了进一步提高临床效果，韩老指导结石科自主攻关，反复进行临床试验，研制出溶石"一号丸""二号丸"及"调中消石汤"一号、二号制剂，并在治疗上辅以直流电中药离子穴位导入法，采取推拿、针灸等方法加以治疗，使病灶疼痛、胀满等症状得到缓解。1990年，中医医院在经济力量尚且不足的情况下，购进第一台B超定位体外冲击波碎石机，加快了患者体内排石速度。1995年，碎石机更新为WD-ESWL91无痛型，患者服以中草药溶石排

专科专病服务体系的形成

韩臣子1987年创建结石科

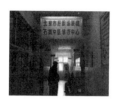

1993年
北京市中医管理局批准
"北京市肝胆、泌尿结石病中医诊疗中心"

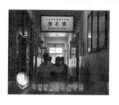

2005年
北京市中医管理局批准
"北京市中医重点专病——结石病"

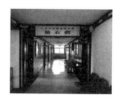

2018年
北京市中医管理局批准
"首都区域特色重点专科"

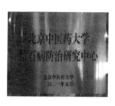

2021年
北京中医药大学批准
"北京中医药大学结石病防治研究中心"

石,无需注射麻醉剂,开创了治疗结石病无痛碎石新时代。

后记

结束最后一次采访,以至深秋,我走出门诊楼,整座大院沉浸在夕阳之下,前面,巍峨挺拔的大牌楼披上了一层淡淡的霞光,"扁鹊仙术""华佗妙手"衬托着中间五个大字——为人民服务。

心中还在默念着韩老的座右铭:"行医要有道,有道好行医;行医要有德,德高天下公;行医要学医,医学无止境。"岐黄出臣子,鹊术有传人。

——《岐黄臣子》(张长水2021年发表于《中外名流》)

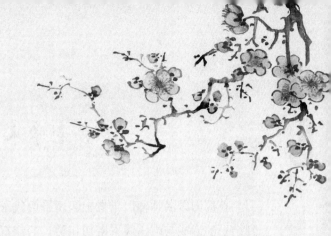

第二部分　学术思想

一、韩老学术思想介绍

首都国医名师韩臣子老中医博采历代医家论著，结合多年临床经验，认识到结石的形成与中焦脾胃密切相关，治疗石淋当以调中焦为本，急性活动期治疗重在"通"，通血脉，畅气机，缓急止痛，静止缓解期重在"调"，调中焦，调整脏腑阴阳平衡，清结石形成之源。据此创立"调中法"治疗原则，即"调中焦，清源流，治结石"。

韩臣子学术思想的形成是一个承前启后、守正创新的过程。传统理论上其病机多为肾虚膀胱热，如《丹溪心法》所述"诸淋所发，皆肾虚而膀胱有热也。水火不交，心肾不济，遂使阴阳乖舛，清浊相干，蓄在下焦，故膀胱里急，膏血砂石，从小便道出焉。于是有欲出不出，淋沥不断之状，甚者窒塞其间，则令人闷绝矣"。韩老在继承传统中医理论基础上，考虑到"肾主水"，为先天之本，肾的气化、封藏功能正常与否，确与泌尿系结石是否发生有重要关系。《黄帝内经》也提到"五脏者，皆禀气于胃，胃者，五脏之本也"，且"肾为胃之关"。因此后天脾胃运化功能是否正常，与泌尿系结石的形成、转归及预后的关系也不可忽视。

韩老提出，关于人体水液代谢，早在《素问·经脉别论》已述。"食气入胃，散精于肝，淫气于筋。食气入胃，浊气归心，淫精于脉。脉气流经，经气归于肺，肺朝百脉，输精于皮毛……饮入于胃，游溢精气，上输于脾；脾气散精，上归于肺，通调水道，下输膀胱。水精四布，五经并行，合于四时五脏阴阳，揆度以为常也"，说明脾胃在水液代谢中发挥重要作用。病理状态下，脾胃功能失调，可成为五脏诸多疾病的根源。正如金元时期著名医家李东垣在《脾胃论》中述"脾胃即伤，百病由生"，而五脏的诸多疾病，均可从脾胃功能失调上找到病根，如"肺之脾胃虚论""脾胃虚则九窍不通论""肾之脾胃虚论"。

对泌尿系结石，脾胃功能失调，则水液代谢异常，聚而不散，结为湿热，湿为阴邪，重浊而趋下，日久必流注于下焦，成为结石形成的条件。

韩老提出"调中法"学术思想，认为脾胃功能失调不仅是结石病形成的最基本病机，且脾胃功能异常也贯穿于结石病的发作、发展、并发症的出现、治疗转归及预后整个过程。①脾胃功能失调，升清降浊失司，中焦郁滞，蕴生湿热，重浊之湿热流注于下焦，必使脾气健运，清浊归于常道，方能消除结石之源头；②中焦枢纽气化功能失调，亦必影响下焦气化，湿热浊邪不能排出，聚而成石，必靠脾胃气血旺盛，全身气机调畅，下焦气化有力，方可防止砂石聚少成多；③自然排石过程中，结石排而不畅，磕绊于水道，以致气血骤然瘀阻，则剧痛如绞，必依赖于全身气机升降，方可使其松动；④结石盘踞，水道不利，湿热蕴结，必赖脾胃运化，方能分消湿热，防止变证蜂起；⑤病程迁延，常规治疗过程漫长，需连续服用淡渗利湿、苦寒辛香、甘腻滋阴等中药，久服可耗伤阴液，损伤胃气，而导致邪未去而正已伤，致使结石深嵌，难于排出，必使脾胃健运，气血生化复原，方可固本；⑥结石排出后，湿热余邪未尽，肾气已伤，先天之本不能骤然恢复，必望脾胃后天支持，方可充实本原，以求祛邪务净，防止复发。

因此，中焦脾胃功能的失调，是结石形成、难于排出、病程迁延、引发肾绞痛、继发感染及结石复发的重要原因。调理中焦脾胃功能，使气机升降恢复正常，消除湿热之源头，减轻下焦肾系负担，促进气血运行和水液代谢，是正本清源之法。缓则能消除结石形成根源，急则能促进结石排出，既能缓解腰腹绞痛之症，又能治疗结石停留之病，且能消除湿热蕴结之证，既治疗已成结石之已病，又防止结石复发之未病。

韩老将中医治疗学标本缓急理论，症、病、证结合理论，治未病理论融合，制定了动态观察、分期论治的治疗方案。识症可缓解患者急迫痛苦，辨病可纵向了解疾病发展过程，辨证则根据疾病不同分期，四诊合参，论证施治。

静止期结石停留于肾脏，影响肾脏气化，气机运化失常，可致气滞、气虚、气郁，病久及血，出现血瘀、血虚等证。肾为水脏，水液运化失司，水停成湿邪、痰邪，运行不畅，长期瘀滞，日久化热，湿热浊邪凝聚于下焦，反过来煎熬水液，炼液为石，故肾结石多见于气滞血瘀证与下焦湿热证，部分患者因先天体质偏颇或后天失养，肾偏于阴虚或偏于阳虚，表现为腰痛绵绵，排尿清长，面白怕冷，舌质淡，苔薄白，脉沉细或排尿短涩，五心烦热，舌质红，苔薄少，脉细数。

活动期结石梗阻于输尿管或尿道，气行不畅，则腹部胀满；血络瘀滞，不通则痛，血溢脉外，则出现血尿、腹痛；水道受阻，湿邪泛滥，出现肾脏积水或下肢水肿；湿热之邪流注于膀胱，则出现尿频、尿急、尿痛等症状。此时治疗应以"通"为要，调畅气机，通络和血，渗水化湿，清热利尿，使气、血、水、痰通达而不致瘀滞。韩老将石淋辨证分为下焦湿热、下焦瘀滞、肾气亏虚、肾阴亏虚四个证型。治疗中辨病与辨证结合，分期分证论治。

根据"调中法"理论四种证型包括：①下焦湿热证：表现为腰腹疼痛，少腹胀满，尿黄或尿急、尿频、尿灼痛，或有血尿，尿液浑浊或排出砂石，口苦而渴，重者可伴恶寒、发热；舌质红，苔黄腻，脉弦滑或数。②下焦瘀滞证：表现为腰部胀痛、刺痛或绞痛，牵及少腹，可伴恶心、呕吐，小便淋沥不爽或有血尿；舌质暗红，或紫暗，或有瘀斑，脉弦紧或涩。③肾气亏虚证：表现为腰腹隐痛，排尿无力，少腹坠胀，体倦乏力，甚则颜面虚浮；舌体淡胖，脉沉细弱。④肾阴亏虚证：表现为腰酸膝软，尿短赤，心烦咽燥，头晕目眩，耳鸣；舌红苔少，脉细数。治疗以调中消石汤为主方，分型论治为：①下焦湿热证：治则为调中消石、清利湿热，方以调中消石汤合石韦散；②下焦瘀滞证：治则为调中消石、活血化瘀，处方以调中消石汤合王不留行散；③肾气亏虚证：治则为调中消石、补益肾气，处方以调中消石汤合济生肾气丸；④肾阴亏虚证：治则为调中消石、滋阴补肾，处方以调中消石汤合六味地黄丸。四个证型均以"调中法"为核心，贯穿整个治疗过程。调中消石汤组成以黄芪、芒硝、陈皮、延胡索、板蓝根、鸡内金、白屈菜、鱼脑石为主药。方以黄芪升阳健脾、芒硝降胃涤垢为君药，一补一泄，一升一降，调理中焦，升清降浊，清结石形成之源头；陈皮调中理气、燥湿化痰，鸡内金运脾消食、化坚消石，二者共为臣药；延胡索、白屈菜活血行气止痛；板蓝根清热解毒；鱼脑石沉降溶石。全方共奏调中焦、治结石之功。同时配合体外冲击波碎石，针刺疏经通络止痛，药物热熨健运中州、扶助正气，并辅以推按运经仪排石，指导患者练习排石操，溶石、消石、排石综合治疗。

针对症状，有所偏正，各个击破。结石梗阻尿路，不通则痛，常用到利尿通淋排石药，促进尿液生成，缓解输尿管痉挛，如金钱草、海金沙、石韦、白茅根、车前草、萹蓄、瞿麦。热盛加板蓝根、蒲公英、败酱草、金银花等；瘀重加丹参、赤芍、益母草、三棱、莪术、牛膝等；气滞加厚朴、木香、沉香、枳实、延胡索、白屈菜、白芷等。泌尿系结石＞0.8cm，可联合体外冲击波碎石，及时解除尿路梗阻，缓解疼痛，恢复肾脏功能。

韩老治疗石淋特色用药是鱼脑石，为石首鱼科动物头骨中的耳石，味甘、性咸、寒，归膀胱经，有化石、利尿通淋、清热解毒等功效。《本草纲目》记载头中石"研末或烧研水服，主淋沥，小便不通"。韩老用鱼脑石化石通淋，促进结石排出。

尿路结石急性发作常引起胃肠道反应，表现为脘腹胀满、恶心呕吐，治疗常以党参、白术、茯苓、陈皮、山药、焦三仙、连翘等调理脾胃，健脾利湿，避免温燥。如以实证为主，腹满燥实，及时泻下通便，承气汤类加减，常用芒硝。芒硝性寒，归胃、大肠经，有清热、泻下、软坚之功。"除寒热邪气，逐六腑积聚，结固留癖，能化七十二种石"，韩老用芒硝一则泻下通便，清除胃肠积滞，二则取其软坚化石之功。

排尿不畅、尿频、尿急为膀胱气化不利，排尿失常，韩老认为可在利尿通淋排石药物中加入山茱萸、黄芪、炒白术等健脾肾，助气化。治疗石淋过程中始终注意顾护脾胃，保养胃气，防止苦寒清利药物过多，伤伐正气。韩老善用黄芪，取其补气升阳、利水消肿之功。张景岳《景岳全书》言："黄芪味甘气平，气味俱轻，升多降少，阳中微阴，生者微凉，可治痈疽，蜜炙性温，能补虚损"。黄芪皮黄肉白，质轻升浮，色黄入脾，色白入肺，温通三焦，升阳利水。黄芪与炒白术、茯苓、陈皮相配伍，健运中州，行气利水。脾胃健运，气血旺盛，正气充足才有利于结石排出。

血尿，多为结石阻塞或结石下移所致血脉瘀阻，血络破损，血溢脉外，是为离经之血。韩老多以化瘀止血为法，选用小蓟、蒲黄、三七粉、川芎、当归、红花等活血凉血止血，亦是调畅气血，以通为用。

肾脏积水为输尿管结石梗阻所致，应尽早解除梗阻，可以配合体外冲击波碎石治疗，中药以活血利水为法；若没有及早解除梗阻，肾脏长期积水，可影响肾脏功能，造成肾功能不全，应从虚从瘀论治，可用真武汤、五苓散、桃核承气汤加减，肾气不足加山药、山茱萸、菟丝子；肾阴不足加枸杞子、女贞子。

泌尿系结石多合并感染出现畏寒、发热等症状，甚至出现脓尿、败血症，辨证多为湿热瘀阻或热毒炽盛，选方为八正散、三仁汤或普济消毒饮加减。

注重预防，调理体质，消除复发泌尿系结石病。文献报道80%以上患者会复发。韩老认为，脾胃功能失调是结石形成的基本病机，肾气不足使邪气凝聚不去，故提出"调中焦，清源流"。治结石，预防结石，结合体质，针对石淋基本病机，调理中焦，健运脾肾，保护胃气，复其升降，调其气血，使中枢运化和谐，结石无源以生。

二、韩老"调中法"预防泌尿系结石的思路

泌尿系结石的生成与年龄、性别、气候、遗传、职业、社会经济水平、饮水等有密切关系，人体代谢失衡，尿路感染、尿路异物、尿液滞留等问题，都会促进结石生成。对于泌尿系结石的预防，西医学认为多饮水，加大尿量，降低尿中结石成分浓度，减少沉积，可有效防止结石复发。有研究表明，尿液中各种化学成分及其相互作用是形成结石的重要原因之一，而膳食中的各种成分则会对尿液中这些物质的含量产生影响，通过改变生活习惯同时调整饮食结构，可以降低泌尿系结石复发风险。一些学者更加关注代谢问题对结石晶体形成的影响，曾国华等研究正常人群及肾结石患者尿液中小分子代谢产物，将其作为分子标记物来预测结石的发病风险，通过检测个体代谢异常而预测患某种成分肾结石的风险，指导临床干预与饮食调整，从而达到预防泌尿系结石的目的。但因泌尿系结石病因复杂，不同学说基于不同的研究方向，涉及的成石因素广泛，单一的方法往往难以解决问题，且其可操控性相对较差。近年来，单味中药在防止尿路结石方面的作用机制与药理机制得到日渐深入的研究，证实了中医药在预防泌尿系结石方面的有效性。如邹志辉等研究证实金钱草黄酮提取物能抑制草酸钙晶体的形成；胡露红等发现海金沙有利尿、保护肾组织的作用，可有效防止大鼠肾草酸钙结石的形成；王司军研究发现茯苓水溶多糖可有效预防泌尿系结石的形成。

韩老认为泌尿系结石的治疗，重在预防，治病求本，预防更注重本源。"调中法"认为脾胃位居中焦，是升降的枢纽，脾胃的升降影响着各脏腑的阴阳升降，因此，脾胃健运是机体活跃的基础。脾胃五行属土，土生万物，有消化、吸收、输布水谷精微，化生气血的功能，为"气血生化之源"。脾胃功能健旺是保证机体健康的重要因素。韩老认为预防与治疗泌尿系结石更应重视脾胃功能，升降出入正常，才能"清阳出上窍，浊阴出下窍"，阴阳平衡，疾病不生。从临床观察和科研中发现易患结石人群多有饮食不节、吸烟、肥胖、熬夜、少动等容易损伤脾胃运化升降功能的不良生活习惯。甘澍等对241例泌尿系结石患者进行体质辨识，并统计结石成分，分析结石成分与体质相关性，结果发现泌尿系结石患者最常见的中医体质分型以湿热质、痰湿质为主；二水磷酸氢钙、一水草酸钙结石患者偏向痰湿质，而其他成分结石患者以湿热质多见；各常见体质类型中，含感染性成分结石患者偏向湿热质，而非感染性结石患者以气虚质、痰湿质多见。此湿热质、气虚质、痰湿质三种体质均与中焦运化功能有密切关系：脾运不建，中气不足，气虚乏力；嗜食辛辣，饮酒，损伤脾胃，易致湿热蕴结；熬夜，吸烟所致脾肾亏虚，津液耗伤；肥胖少动易痰湿互结，气血瘀滞。韩老认为，泌尿系结石成石之本源在脾胃，病机为气化不利，水液失调，主要与脾、胃、肾、膀胱等脏腑有关，预防应恢复中焦脾胃升清降浊之功能。故结石治愈后脾肾功能失调状态未完全改变，建议仍服中药1个月，以祛除病因。脾胃健运，气血旺盛，正气充足而有利于减少结石生成因素，调整脏腑功能，升降出入和调，则结石不生。

大量研究也证实韩老自创调中排石汤对泌尿系结石的预防有显著疗效。研究表明运用调中排石汤结合体外冲击波碎石治疗肾结石及随访2年治疗后复发率，治疗组2年复发率2.31%，对照组2年复发率24.52%。

韩老"调中法"理论治疗泌尿系结石，遵循中医学整体观念，重视培土固元，健运脾胃，使脾胃升降调畅，三焦气机运化正常，气血旺盛，正气充足，促进结石排出。基于对脾胃功能失调，中焦郁滞，气化功能受阻，不能排出废浊之物，煎熬成石的认识，预防结石复发应从改善机体内在环境，调理中焦入手，使脾胃运化和调，升降平衡，减少成石因素，促进代谢，使水谷精微被吸收，废浊之物排出体外，从而预防泌尿系结石的复发。

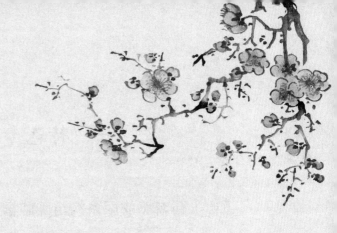

第三部分　临证医案

一、特色专病医案

（一）石淋（泌尿系结石）临证医案

泌尿系结石总属中医学"石淋"范畴。《诸病源候论》曰："石淋者，淋而出石也。肾主水，水结则化为石，故肾客砂石。肾虚为热所乘，热则成淋。其病之状，小便则茎里痛，尿不能卒出，痛引少腹，膀胱里急，砂石从小便道出。甚者塞痛，令闷绝。"《张氏医通》言："石淋者，脐腹隐痛，小便难，痛不可忍，溲如砂石，或黄赤，或浑浊，色泽不定，正如汤瓶久受煎熬，底结白碱，宜清其积热，涤其砂石。"

韩老认为，脾胃为后天之本，是气机升降之枢纽，调理脾胃是治病之本。中焦气机通畅，肺气得宣，肝气得疏，心火得下，肾水得上。脾胃气机通畅是人体各项生命活动正常运行的关键。脾胃功能失调，升清降浊失司，中焦郁滞，蕴生湿热，且"肾为胃之关"，重浊之湿热必流注于下焦；且中焦枢纽气化功能失调，亦必影响下焦气化，湿热浊邪不能排出，聚而成石。中焦脾胃运化失司，气机升降失调，则必少阳枢机不利，厥阴疏泄失常，中精通降不畅；脾胃困衰，湿浊内生，久蕴化热，湿热互结，久而成石。韩老潜心研究结石症30余年，逐渐形成以"调中法"为精髓的学术思想，创新性提出"调中焦，清源流，治结石"，即以调理中焦脾胃，清其源流而达到溶石排石、预防结石复发的目的。自拟出中药汤剂"调中消石汤"，临床应用起到了很好疗效。

巨大肾结石

李某，女，70岁。初诊：2008年7月1日。

发现泌尿系结石2日。患者两天前体检，经超声检查发现左肾结石伴积水。平素无明显腰腹部疼痛，偶有腰酸、胸闷、气短，纳可，小便量正常，无尿血，大便偏干，2日一行。舌质暗，苔薄白，脉略弦。高血压及冠心病病史，药物降压，血压平稳。

辅助检查：①血常规及肾功能未见异常；②腹部B超：左肾结石，大小约2.7cm×1.6cm，左肾积水2.7cm；③腹平片：左肾区可见一高密度结石影，大小约2.5cm×2.2cm。

中医诊断： 石淋（下焦瘀滞证）。

西医诊断： 左肾巨大结石。

方药： 生黄芪20g，芒硝6g（后下），白术20g，山药20g，陈皮12g，厚朴15g，沉香12g（后下），枳实10g，鸡内金20g，鱼脑石30g（先煎），丹参30g，延胡索10g，板蓝根15g，白屈菜10g，金钱草30g，海金沙20g（包煎），萹蓄20g，车前草20g，半边莲20g，川牛膝15g。7剂，每日1剂，水煎取汁，日3次，饭前分服。

体外碎石： 体外冲击波碎石初打，部位：左肾结石。

二诊： 2008年7月8日。患者自述留尿沉淀可见少量白色细末状沉淀物，现全腹胀，无尿频、急、痛，大便稀，日行1~2次。舌质暗，苔白，脉弦。查体：左侧肾区叩击痛（+），左输尿管上段压痛。复查腹部B超：左肾结石多个，较大者约1.0cm，左肾积水2.7cm，左输尿管起始部可见多个结石，较大者约0.8cm。腹平片：左侧肾区可见高密度影。体外冲击波复打，解除梗阻，继服上方7剂。

三诊： 2008年7月15日。患者述有少量砂石排出，偶有左侧腹部疼痛。舌质暗，苔白厚，脉弦。复查腹部B超：左肾结石0.5cm，左肾积水3.6cm，左输尿管上段扩张1.0cm。腹平片：第3~5腰椎左侧结石长约4cm。血常规基本正常。现输尿管石街形成，于上方中加金银花30g、蒲公英30g、石韦30g以活血利尿排石，7剂。嘱随诊。

四诊： 2008年7月29日。患者于药后第二天排出大量砂石，伴有轻微的左腰腹隐痛，现自觉疲乏，纳眠可，小便利。舌质淡暗，苔薄白，脉弦细。腹部B超示：左肾积水1.2cm。腹平片未见明显异常。中药以扶正益肾为主，用药：生黄芪30g，白术20g，陈皮12g，山药20g，鸡内金15g，丹参20g，葛根15g，金钱草30g，红花10g（包煎），车前草20g，茯苓20g，炒杜仲20g，山茱萸15g，萹蓄15g，党参10g，白芍20g。10剂，日1剂，水煎取汁，日3次，饭前分服。

随访3个月，当地复查B超未见异常。

按语

巨大肾结石是指结石横径大于2.5cm者，一般主张手术治疗。该患者肾结石已造成肾内积水，如若不积极治疗，会造成患侧肾功能不可逆损害。韩老将中医药与现代碎石技术相结合，把握好中药用药及碎石部位的选择，能够使结石较为顺利地排出，避免手术创伤，非手术治疗巨大肾结石多取得良好效果。巨大肾石治疗中最易出现的并发症是石街形成所致的严重输尿管梗阻，患者可表现为高热、寒战、少尿、持续腹痛等。该患者既往体健，全身状况较好，可行肾结石碎石治疗，并注意防范严重的并发症。

韩老认为脾胃功能失调是结石形成的中心环节。脾不升清，胃不降浊，则废浊之物存留体内，逐渐形成结石。结石形成后，又阻碍气血，影响气化，渐生瘀滞。因此治疗结石宜调理脾胃功能，复其健运以治疗根本，行气活血排石而治标。该患者结合其症状及舌脉，中医辨证属石淋（下焦瘀滞证），治疗以健脾和胃、行气活血、溶石排石为法。方中生黄芪与芒硝一升一降，调畅中焦气机；白术、山药、沉香、枳实、陈皮、厚朴健脾理气；丹参、延胡索、白屈菜活血缓急止痛；鸡内金、鱼脑石溶石排石；金钱草、海金沙、萹蓄、车前草利尿排石；板蓝根、半边莲清热解毒；川牛膝活血祛瘀、利尿通淋，并引诸药下行。另外，韩老认为体外碎石之外力造成人体局部经络气血损伤，出血致瘀，血瘀气滞，故选取黄芪、陈皮、丹参等以益气行气活血，使瘀血去，络通血和。排石过程中输尿管石街形成，通过改善输尿管结石梗阻部位的气血运行，在药中加入更大剂量的活血药味，有助于疾病治愈。待结石排除后，后期以调理中焦，顾护胃气为主要原则，故重用生黄芪、白术、陈皮、山药、山茱萸、党参等健脾益肾以达到治疗之根本。

（王晴）

小儿肾结石

王某，女，15个月。初诊：2012年7月7日。

其母代诉发现肾结石9个月。自患儿6个月大时，发现其尿中偶有少量黄色透明的细小砂石。患儿自出生纯母乳喂养，5个月大时开始添加米粉、蛋黄等辅食，食量一般，体重偏轻，带其及时于北京儿童医院就诊，初步诊断为"双肾多发结石"。因患儿发病年龄过小，医院建议患儿父母做相关基因检测检查，以查找结石病因，并建议服用中药排石。患儿间断服用中药汤剂，偶有砂石排出。今日来诊诉患儿近一周食欲欠佳，夜间哭闹，排尿色黄。舌质红苔白，脉滑数。

辅助检查：①腹部彩超：左肾结石2枚，较大者约0.8cm，右肾结石3枚，较大约0.7cm；②尿十项：潜血（++），白细胞（+）。

中医诊断：石淋（脾肾不足兼有下焦湿热）。

西医诊断：小儿双肾结石。

方药：白术5g，山药3g，陈皮3g，佛手5g，沉香3g（后下），鸡内金6g，鱼脑石6g（先煎），板蓝根5g，夏枯草6g，金钱草10g，海金沙6g（包煎），桑白皮6g，车前草5g，石韦6g，半边莲3g，萹蓄5g。10剂，水煎取汁，日3次，分早中晚温服。

二诊：2012年7月17日。服药后患儿夜间哭闹减少，排尿浑浊，见细小黄色砂石多枚，较大者0.2cm，仍纳呆，精神好。守原方10剂。

三诊：2012年7月28日。患儿排尿正常，未见明显砂石，纳少，夜间偶有哭闹。舌红苔薄少，脉滑数。方药：生黄芪5g，炒白术8g，陈皮3g，佛手5g，沉香4g（后下），厚朴5g，鸡内金6g，鱼脑石6g（先煎），金钱草10g，海金沙6g（包煎），车前草5g，石韦6g，半边莲3g，萹蓄5g，延胡索2g，白屈菜2g，夏枯草10g，板蓝根5g，桑白皮6g。10剂，水煎取汁，日3次，分早中晚温服。

四诊：2012年8月7日。患儿纳食较前增多，尿色清，有细小砂石排出，睡眠好，面色红润，体重增加1kg，精神好。舌质淡红，苔薄白，脉滑。复查尿十项（－）；腹部彩超：左肾小结石0.3cm。守原方10剂。嘱给患儿增加营养，定期复查。

按语

该患儿自幼母乳喂养，体型瘦小，纳少，夜间哭闹，尿黄，夹有砂石，舌质红苔白，脉滑数，辨证为脾肾不足兼有下焦湿热。

脾主运化，主升清降浊，肾主水，为胃之关而司开阖。肾气亏虚则下焦失于温煦，气化不利则水液凝聚不化；脾气亏虚，失于运化则清浊不分，湿浊沉积，聚而成石。韩老认为中焦脾胃功能正常升降是全身气血运行的动力，故极为重视健脾益气、调畅气机之治法。

患儿脏腑稚嫩，用药宜轻，治疗该患儿以调中消石、补益肾气、通淋排石为法。方中山药补脾益肾；白术、陈皮健脾燥湿；因患儿下焦湿热较重，故以桑白皮、板蓝根、夏枯草清热；金钱草、海金沙、车前草、石韦、半边莲、萹蓄以利尿通淋；佛手、沉香以行气促进砂石排出；鸡内金、鱼脑石起到溶石排石的作用。复诊患儿下焦湿热已去，故注重健脾益肾，治疗1个月余而基本痊愈。

（王晴）

输尿管结石

医案一

穆某，女，45岁。初诊：2018年4月19日。

发现右侧输尿管结石1个月余。患者因右侧腰腹绞痛，就诊于外院，诊断为右侧输尿管上段结石，收住院予以输液（具体用药不详）和体外冲击波碎石治疗，未见明显排石，出院慕名来我科就诊。外院CT：右输尿管末端结石0.7cm。现疼痛好转，口干，入睡难，易急躁，耳鸣，白带多，色黄，有味，二便调。双下肢水肿。舌暗，苔厚微黄，脉滑数。既往病史：高脂血症、高血压病，血压口服药物控制可。

中医诊断：石淋（湿热兼有瘀滞证）。

西医诊断：①右输尿管结石；②高血压；③高脂血症。

方药：鸡内金30g，陈皮24g，山药30g，木香18g（后下），郁金30g，金钱草30g，石韦30g，王不留行30g（包煎），车前子30g（包煎），牛膝

30g，沉香 12g（后下），龙胆草 24g，山茱萸 30g，生杜仲 30g，巴戟天 30g，甘草 9g，白茅根 30g，桃仁 30g，益母草 30g，鳖甲 30g（先煎），红花 30g（包煎），当归 30g，赤芍 30g，乌药 30g，丹参 20g，川芎 24g，女贞子 30g，刘寄奴 30g，牡丹皮 30g，肉桂 3g。7 剂，水煎取汁，日 3 次，饭前分服。

二诊：2018 年 4 月 26 日。服药后前三天偶有右侧腰痛，未留尿观察结石排出情况，白带较前减少，小便畅，大便日行 5~6 次。辅助检查：①血常规未见异常；②快速血糖：5.5mmol/L；③生化检测：甘油三酯 2.05mmol/L；④腹部彩超：脂肪肝；⑤泌尿系 CT 未见明显异常。调方：鸡内金 30g，郁金 30g，金钱草 30g，车前子 30g（包煎），甘草 9g，陈皮 24g，山药 30g，太子参 30g，木香 24g（后下），当归 30g，红花 30g（包煎），益母草 30g，香附 30g，丹参 20g，桃仁 30g，鳖甲 30g（先煎），沉香 24g（后下），穿山甲 6g（先煎），牛膝 30g，赤芍 30g，乌药 30g，川芎 24g，女贞子 30g，刘寄奴 30g，牡丹皮 30g，熟地黄 20g，生杜仲 30g。7 剂，水煎取汁，日 3 次，饭前分服。

按语

中医药在防治输尿管结石方面有一定的特色和优势。中医学认为输尿管结石可归属于"石淋"，与感受外邪、七情内伤、饮食失调、劳欲过度、病理产物等因素相关，常见湿热蕴结下焦，聚湿生痰，灼伤肾阴，致膀胱气化不利，病理产物代谢失常，沉积而成砂石。中医常用治疗方法为清热通淋、燥湿化瘀、利尿排石。韩老认为中焦脾胃功能的失调，是结石形成和难于排出的重要原因，调理中焦脾胃功能，使其健运，乃是正本清源之法，是治疗石淋的重要治则之一，独创"调中焦，清源流，治结石"之法。韩老常用健运脾胃"药串"——鸡内金、陈皮、山药、炒白术、茯苓、太子参，以补脾健胃，理气化湿。韩老经常强调，不要只顾看石头，要周身调理。此患者已接近七七天癸竭，出现眠差，易急躁，耳鸣等接近更年期的表现，故在溶石排石的同时重视调理妇科，补肝肾，活血调经，整体稳态，结石自然排出，其他不适症状亦有较大缓解，取得较好疗效。

（韩雪莹）

穿山甲是国家一级保护动物，现已禁用。本书涉及穿山甲医案均是 2020 年以前临床医案，暂保留原处方供参考。

医案二

王某，男，36岁。初诊：2017年8月15日。

左侧腰腹痛反复发作7天。患者于7天前无明显诱因突发左侧腰腹部绞痛，剧烈难忍，伴恶心、呕吐，肉眼血尿，腹部胀满。于良乡医院查泌尿系CT：左输尿管上段结石。行体外冲击波碎石治疗，未见明显结石排出。今日来诊，左侧腰腹部仍时有疼痛，时轻时重，排尿欠畅，小便色黄，腹胀，纳眠差，气喘，时有心慌、心悸，晨起酸软乏力，小腿困倦，大便黏滞不爽。泌尿系结石病史3年；高尿酸血症5年，最高达600μmol/L，未规律服药，控制不佳；吸烟史，每天25支；饮酒史，每日啤酒2瓶。左侧腹部输尿管走行区压痛明显，左肾区叩击痛（+）。舌质暗红，体胖有齿痕，苔黄厚，脉滑数。

辅助检查：①腹部彩超：左肾积水2.0cm，左输尿管上段结石1.5cm×0.6cm，前列腺增大；②泌尿系CT：左肾结石，左侧输尿管上段结石；③心脏彩超：左房扩大，二尖瓣、三尖瓣轻度反流。

中医诊断：石淋病（湿热下注证）。

西医诊断：①泌尿系结石；②高尿酸血症。

方药：生黄芪30g，芒硝2g（后下），鸡内金30g，陈皮20g，郁金15g，金钱草30g，石韦30g，鱼脑石30g（先煎），木香18g（后下），厚朴20g，炒白术20g，茯苓20g，萹蓄30g，车前草30g，丹参20g，赤芍15g，延胡索10g，白屈菜15g，牛膝20g，甘草12g。14剂，日1剂，水煎取汁，3次分服。

二诊：2017年9月6日。患者诉服药后时有黑色砂石排出，伴肉眼血尿，现左侧腰腹痛明显缓解，无发热，无恶心、呕吐，尿畅，大便稍溏，日行2次。舌暗红，苔薄白，脉滑数。输尿管CT：左肾结石（1层）。处方：原方去郁金、炒白术，加巴戟天20g，山茱萸20g，生杜仲20g，益母草30g，乌药20g。14剂，日1剂，3次分服。

按语

泌尿系结石属于中医"石淋"范畴，本病患者平素嗜食肥甘厚味，饮酒无度，脾胃功能失常，蕴生湿热，下注膀胱，蒸腾尿液，日久成石。韩老治疗输尿管较大结石，前期以调中健脾、清热利湿、通淋排石为主，佐以活血行气、化瘀止痛之品，共奏通淋排石之功。方中君药生黄芪扶助正气、升阳举陷，芒硝荡涤肠腑、软坚散结，两药一升一降，一补一攻，使清气升，浊邪降，脾胃健运，生化有源；臣药鸡内金、陈皮、木香、厚朴、郁金理气健脾；佐以金钱草、茯苓、炒白术、石韦、萹蓄、车前草、鱼脑石、延胡索、白屈菜、丹参、赤芍清热通淋，化瘀通络，溶石排石；使药牛膝引药下行；甘草调和诸药。结石排出后，韩老以益肾健脾为主，加以巴戟天、山茱萸、生杜仲等益肾健脾之品，增强肾功能，预防结石再生。韩老认为泌尿系结石不能只着眼于石头上，应着眼于整体，治疗患病的人，在溶石排石的同时，注重调整阴阳、脏腑功能、体质的偏颇，以及饮食、生活作息、不良生活习惯等，从而避免和预防结石。

一般中药排石治疗泌尿系结石周期为一个半月，若配合体外冲击波碎石可缩短周期。一般遵循患者意愿及评估患者身体情况而确定是采用单纯中药排石，还是中药辅以体外碎石治疗。体外冲击波碎石治疗泌尿系结石，在解除尿路梗阻的同时，局部可出现水肿，会进一步加重梗阻，中药的作用在于清热解毒，活血消肿，利尿通淋，促进结石排出。泌尿系结石尤其是输尿管结石，应尽早治疗，输尿管结石停留于输尿管时间过久，会引起粘连、肉芽肿，形成输尿管结石包裹，不利于结石的排出。中药对于此久滞的结石，治疗时可加大活血或破血药物，如王不留行、莪术、三棱，尚可少加动物类药如鳖甲、地龙一类。

（董秀敏）

输尿管多发结石

吴某，男，41岁。初诊：2019年2月21日。

左侧腰腹痛3日。患者3天前无明显诱因出现左侧腰腹阵发绞痛，疼痛时伴恶心，未呕吐，小便欠畅，量少，色黄，大便2天未排。既往有类风湿多年病史。舌偏红，苔黄，脉弦数。外院CT：右肾低密度灶，左肾周围炎，左输尿管上段、下段多发结石。

中医诊断： 石淋（下焦湿热证）。

西医诊断： ①左输尿管结石；②肾周围炎。

方药： 黄芪30g，陈皮24g，山药30g，茯苓30g，郁金30g，鸡内金30g，金钱草30g，石韦30g，海金沙30g（包煎），琥珀6g，冬葵果30g，王不留行30g（包煎），木香18g（后下），甘草6g，醋延胡索10g，白屈菜10g，巴戟天30g，山茱萸30g，生杜仲30g，车前子30g（包煎），白茅根30g，败酱草30g，蒲公英30g，炒白术20g，夏枯草30g，丹参20g，生薏苡仁30g，五味子18g，番泻叶12g（后下），天麻30g。3剂，日1剂，水煎取汁，日3次分服。

体外碎石： 体外冲击波碎石初打，部位：左输尿管下段结石。

二诊： 2019年2月23日。碎石后见浑浊血尿，腰腹痛较前明显好转，大便日行4~5次。舌红苔薄黄，脉滑。处方：原方去番泻叶，3剂，日1剂。

三诊： 2019年3月2日。腰部时有酸痛，小便稍有不畅，大便调。舌红苔薄黄，脉滑。复查泌尿系CT：左输尿管上段结石，右肾低密度灶。守上方3剂。碎石复打，碎石部位：左输尿管上段结石。

四诊： 2019年3月9日。碎石后未见明显排石，小便畅，大便日行3~4次。复查CT：左输尿管中段结石、右肾低密度灶。用药：原方去海金沙、石韦，4剂。体外碎石，部位：左输尿管中段结石。

五诊： 2019年3月16日。未见明显排石，无腰腹痛，二便调。复查CT：右肾低密度灶。调方：上方去琥珀、败酱草，加熟地黄20g，菟丝子10g（包煎），4剂。

按语

患者初诊结石梗阻较重，伴肾周围炎。解除梗阻的同时应增强肾脏功能，控制炎症。中药调中消石、清热利湿的同时加巴戟天补肾助阳、祛风除湿，山茱萸补益肝肾、收敛固涩，生杜仲补肝肾、强筋骨，三药补益肝肾，增强肾脏排石功效；加败酱草清热解毒、祛痰排脓，蒲公英清热解毒、利尿散结，夏枯草清热泻火、明目、散结消肿，三药增强清热解毒功效，有效治疗结石梗阻引起的肾周围炎。

结石排出后，韩老在原方健脾补肾的基础上又加大补肾益精的药物熟地黄、菟丝子，补肾健脾，防止结石复发。肾为先天之本，脾为后天之本，肾与脾在生理上的关系主要反映在先后天相互资生和水液代谢方面：①先后天相互资生：脾主运化水谷精微，化生气血，为后天之本；肾藏精，主命门真火，为先天之本。"先天为后天之根"（《医述》）。脾的运化，必须得肾阳的温煦蒸化，始能健运；肾精又赖脾运化水谷精微的不断补充才能充盛。这充分说明了先天温养后天，后天补养先天的关系。②水液代方面：脾主运化水湿，须有肾阳的温煦蒸化；肾主水，司关门开合，使水液的吸收和排泄正常，但这种开合作用，又赖脾气的制约，即所谓"土能制水"。脾肾两脏相互协作，共同完成水液的新陈代谢。脾肾健运，湿热浊邪不生，从而防止结石复发。

（韩雪莹）

输尿管畸形并发结石

古某，男，54岁。初诊：2018年7月12日。

右侧腰痛1日。患者于2018年4月发现右输尿管结石，分别在延庆中医院和我科行体外冲击波碎石治疗1次，碎石后见排石，未复查结石有无全部排出。昨日饮酒后出现右侧腰痛，疼痛呈阵发性，小便不畅，大便未排。泌尿系结石手术史。舌红苔厚微黄，脉弦数。腹部CT：右肾周围炎，右侧双输尿管畸形，右输尿管下段结石（4层，直径1.0cm），双肾盂结石，左肾低密度灶，胆囊管结石。

中医诊断：石淋（湿热瘀滞证）。

西医诊断：①肾输尿管结石；②胆囊管结石。

方药：鸡内金30g，郁金30g，金钱草30g，石韦30g，海金沙30g（包煎），琥珀3g，冬葵果10g，王不留行30g（包煎），木香18g（后下），甘草9g，巴戟天30g，生杜仲30g，菟丝子30g（包煎），牛膝30g，蒲公英30g，败酱草30g，山茱萸30g，车前子30g（包煎），白茅根30g，陈皮24g，山药30g，炒白术20g，夏枯草30g，白屈菜10g，醋延胡索10g。7剂，日1剂，水煎取汁，日 3 次分服。

体外碎石：体外冲击波碎石初打，部位：右输尿管下段结石。

二诊：2018 年 7 月 19 日。碎石后见排石，色黑、质硬，无明显腰腹痛，二便调。CT：右侧双输尿管畸形、右输尿管下段结石（2 层，直径 4mm）、双肾盂结石、左肾低密度灶、胆囊管结石。处方：中药上方去海金沙，加枳壳 24g，厚朴 24g，龙胆草 24g，葛根 30g，生薏苡仁 30g，穿山龙 30g。7 剂，日 1 剂，开水冲服，日 3 次分服。体外冲击波碎石复打，部位：右侧输尿管下段结石。

电话随访：当地复查，结石排出。

按语

双输尿管是最常见的泌尿系畸形之一。通过 CT 检查，结合患者既往手术史，该患者的双输尿管为完全性双重（即双重的两条输尿管完全独立，各自单独开口于膀胱），这种畸形较不完全性双重（即双重的两条输尿管在某处合并成一条管道，以一个开口通入膀胱）通畅，有利于结石排出。治疗采用碎石和中药排石相结合，体外碎石是用水的冲击波将较大结石破碎为细小颗粒，再通过口服排石汤促进结石排出。

韩老在继承历代医家经验的基础上，结合多年临床实践，认为脾胃功能失调是石淋形成的最基本病机。脾胃功能失调，升清降浊失司，中焦郁滞，蕴生湿热，且"肾为胃之关"，重浊之湿热必流注于下焦；且中焦枢纽气化功能失调，亦必影响下焦气化，湿热浊邪不能排出，聚而成石。韩老独创"调中焦，清源流，治结石"之法，用鸡内金、陈皮、山药、炒白术、木香调理中焦气机、理气健脾、消食健胃；肾虚为本，湿热为标，巴戟天、生杜仲、菟丝子、牛膝补肾气；金钱草、石韦、海金沙、冬葵果、王不留行利尿通淋；蒲公英、败酱草、白屈菜、醋延胡索消炎止痛。全方很好地体现了韩老"调中焦，清源流，治结石"的思想。

（韩雪莹）

孤立肾合并输尿管结石

王某，男，56岁。初诊：2021年4月6日。

尿液混浊1周。近1周患者发现尿液混浊，尿色淡黄，无尿频、尿急，无尿血，不伴腰酸腹痛，纳好，大便偏干。舌质暗红，苔薄黄，脉滑数。既往病史：左肾恶性肿瘤手术切除病史3年；泌尿系结石病史，2年前曾行体外冲击波碎石治疗，结石治愈；心脏搭桥术后1年，无心绞痛发作。

辅助检查：①血常规未见异常；②尿常规：白细胞（+），红细胞（++）；③肾功能：肌酐98μmol/L，尿素5.33mmol/L，尿酸404μmol/L；④泌尿系CT：右输尿管上段结石0.8cm，右肾积水，左肾缺如待查。

中医诊断：石淋（湿热下注证）。

西医诊断：①右输尿管结石伴肾积水；②左肾切除术后。

方药：黄芪20g，芒硝3g（后下），白术20g，木香10g（后下），沉香10g（后下），赤芍20g，延胡索10g，白屈菜10g，丹参20g，王不留行20g（包煎），板蓝根30g，蒲公英30g，金钱草30g，石韦30g，瞿麦30g，白茅根30g，牛膝15g。7剂，日1剂，水煎取汁，日3次分服。

体外碎石：体外冲击波碎石初打，部位：右输尿管上段结石。

嘱多饮水，收集尿液，观察尿量，出现尿少、发热等症状，及时就诊。

二诊：2021年4月13日。患者诉碎石后见1次混浊血尿，后尿液淡黄色，间断有细小砂石排出，未出现明显的右侧腰腹部疼痛，大便调。舌质偏红，苔薄黄，脉滑。复查泌尿系CT：右肾盂轻度扩张，左肾缺如。用药：上方去王不留行，加炒杜仲15g以益肾。7剂。

按语

孤立肾合并泌尿系结石属临床少见病例。孤立肾为先天性单肾或因疾病一侧肾脏切除，合并泌尿系结石急性发作时，结石造成尿路梗阻，出现尿少或无尿的症状，短期内易引起急性肾损伤，严重可导致肾功能衰竭。韩老使用中药联合体外冲击波碎石技术治疗该类患者，安全有效，能够较快解除尿路梗阻，恢复肾脏功能。碎石后予以中药治疗，减轻患处局部水肿，消除粘连，利尿通淋，促进结石排出。体外碎石操作要求更加严格，精准定位，给予安全有效的击打电压及击打次数，全程观察患者全身情况。

黄芪辅助正气，芒硝软坚散结，白术健脾益气，木香、沉香调中理气，延胡索、丹参、赤芍、王不留行、牛膝凉血活血、化瘀止痛，金钱草、石韦、瞿麦、白茅根清热祛湿、利尿通淋，板蓝根、蒲公英、白屈菜清热解毒。诸药合用起到调理中焦、活血止痛、清热祛湿、利尿通淋之功，促进结石排出，预防尿路感染。

（梁云雷）

膀胱结石

朱某，男，52岁。初诊：2011年1月18日。

尿频尿急3年，加重1周。患者于2008年逐渐出现尿频、尿急，不伴尿痛及肉眼血尿，症状持续，时轻时重。2009年曾行输尿管结石碎石2次，间断服排石颗粒治疗。近1周无明显诱因出现尿频、尿急症状加重，排尿无力，尿不尽感，伴小腹坠胀。纳可，夜寐欠安，夜尿4~5次。舌质暗，苔薄白，脉弦。前列腺增生病史。泌尿系CT：左肾多发结石，膀胱结石单发，大小约2.0cm×1.5cm，前列腺增大。

中医诊断： 石淋（下焦瘀滞证）。

西医诊断： ①膀胱结石；②左肾结石；③前列腺增生。

方药： 生黄芪25g，芒硝6g（后下），山药20g，白术20g，太子参30g，枳实10g，陈皮12g，沉香10g（后下），鸡内金20g，鱼脑石20g（先煎），丹参30g，延胡索10g，白屈菜10g，金钱草30g，海金沙20g（包煎），萹蓄20g，车前草20g，板蓝根15g，半边莲20g，酸枣仁30g。7剂，日1剂，水煎取汁，日3次饭前分服。

体外碎石： 体外冲击波碎石初打，碎石部位：膀胱结石。

二诊： 2011年1月25日。患者述碎石后尿频、尿急症状明显减轻，仍有排尿乏力、尿不尽感。见较多细小砂石排出，呈黄、白色。舌质偏暗，苔薄白，脉弦。腹部彩超：左肾结石多发，较大者0.7cm，膀胱壁粗糙，结石大小为 2.3cm×1.6cm。腹平片：小骨盆内结石类圆形影 2.4cm×2.3cm。守上方 4 剂，水煎服。膀胱结石体外碎石复打。

三诊：2011 年 2 月 1 日。患者述碎石后见大量砂石，尿频、尿急症状明显好转，排尿较前有力，纳眠可，夜尿 2 次。舌质淡暗，脉滑。腹平片示：小骨盆内结石影，形状欠规则，1.4cm×0.6cm。治以调中排石，用药：生黄芪 20g，芒硝（后下）6g，山药 20g，白术 20g，陈皮 12g，枳实 10g，沉香 10g（后下），鸡内金 20g，鱼脑石 20g（先煎），丹参 20g，延胡索 10g，白屈菜 10g，板蓝根 15g，金钱草 30g，海金沙 20g（包煎），萹蓄 20g，车前草 20g，半边莲 20g。14 剂，日 1 剂，水煎取汁，日 3 次饭前分服。膀胱结石体外碎石复打。

四诊：2011 年 2 月 15 日。患者述陆续有少量砂石排出，偶有尿急，无尿不尽感，不伴小腹坠胀，仍觉排尿无力。舌质略暗，苔薄白，脉弦。腹部彩超示：左肾多发结石 0.6cm，膀胱内膜不光滑，肌小梁形成，膀胱结石 0.6cm。守上方 7 剂。

五诊：2011 年 2 月 22 日。患者无腰腹痛，小便畅，无尿频、急、涩、痛感。舌脉同前。用药：守方 7 剂。嘱多饮水，定期复查。

三个月随访，患者诉排石两小枚，无特殊不适。

按语

该患者疾病的发生与平素进食不规律、饥饱无常、脾胃受损有关。脾胃受损，则中焦运化无力，气机升降失常，气血生化乏源，久则全身气血运行乏力，滞而成瘀，日久病及下焦，气滞血瘀，开阖不利，水湿不化，凝结成石。根据患者的证候表现，辨证为下焦瘀滞证。韩老在诊治此证型石淋病时，根据其气滞血瘀的严重程度，用药上有所区别。对轻度瘀滞者，以调中益气，治本为主，加重生黄芪的用量，益气则瘀滞自消；对于气滞血瘀较重者，常加大延胡索、陈皮的用量，并加用丹参、郁金等，以助行气活血之效。

该患者治疗以调畅中焦、行气活血、通淋排石为法，方中生黄芪、芒硝为君药，调畅中焦气机枢纽；太子参、白术、山药、枳实、沉香、陈皮健脾行气；鸡内金、鱼脑石溶石；丹参、延胡索、白屈菜活血止痛；金钱草、海金沙、萹蓄、车前草利尿通淋排石；板蓝根、半边莲清脏腑热；酸枣仁养心安神。经治疗1月余而悉症皆除。因患者素饮食失常，且膀胱结石继发于前列腺增生，故嘱调整饮食起居，保证每日足够饮水量，半年定期复查。

（王晴）

泌尿系结石合并感染

魏某，男，48岁。初诊：2017年1月3日。

右侧腰腹痛伴发热2天。患者于2天前无明显诱因突发右侧腰部疼痛，牵及右侧腹部胀痛，伴恶心、呕吐，偶可见肉眼血尿。于外院查泌尿系CT：左肾低密度，右输尿管上段结石大小约1.6cm×0.7cm。初步诊断为泌尿系结石合并感染，建议住院治疗，患者拒绝。今日为求专科治疗来诊，现右侧腰腹持续性胀痛，小便量少，色黄，排尿灼热，伴尿频、尿急，伴低热，纳食差，轻度恶心，大便3日未行。既往体健。体温37.6℃，精神差，右侧腹部输尿管走行区压痛明显，右肾区叩击痛（+）。舌质暗红，舌中、根苔黄厚，脉弦数。

辅助检查：①血常规：白细胞$13.7×10^9/L$，中性粒细胞百分比86%；②腹部彩超：脂肪肝，右肾结石0.6cm×0.3cm，右肾积水1.8cm，右输尿管上段扩张0.5cm，左肾囊肿，前列腺钙化；③输尿管CT：右输尿管上段结石，大小约1.6cm×0.7cm，左肾低密度。

中医诊断：石淋（湿热瘀结证）。

西医诊断：泌尿系结石合并泌尿系感染。

方药：生黄芪30g，芒硝3g（后下），鸡内金20g，陈皮20g，郁金20g，金钱草30g，石韦30g，鱼脑石20g（先煎），木香15g（后下），厚朴20g，蒲公英30g，金银花30g，黄柏15g，白茅根30g，萹蓄30g，车前草30g，王不留行20g（包煎），山药30g，炒白术20g，赤芍20g，延胡索10g，白屈菜15g，牛膝20g，甘草12g。7剂，日1剂，水煎取汁，3次分服。

体外碎石：体外冲击波碎石初打，部位：右输尿管上段结石。

二诊：2017年1月10日。患者诉腹痛，腹胀较前缓解，纳差，排尿时见大量黑色砂石排出，无发热，排尿畅，大便次数多。舌质暗红，苔白，脉滑。腹部彩超：右肾结石0.6cm×0.3cm，左肾囊肿。处方：原方去蒲公英、金银花、黄柏，加巴戟天15g，山茱萸15g，生杜仲20g。14剂，日3次，饭前分服。清理残余结石，多饮水，适当活动。

按语

泌尿系结石属中医学"石淋"范畴。治以调中健脾、清热利湿、通淋排石为主，佐以活血行气、化瘀止痛之品，共奏通淋排石之功。方中君药生黄芪扶助正气、升阳举陷，芒硝荡涤肠腑、软坚散结，两药一升一降，一补一攻，使清气升，浊邪降，脾胃健运，生化有源。臣药鸡内金、陈皮、木香、厚朴、金钱草、白茅根、萹蓄、石韦、车前草调中理气，清热利湿，通淋排石。佐以鱼脑石、延胡索、白屈菜、金银花、黄柏、蒲公英、赤芍清热解毒、利尿通淋、沉降排石。使药牛膝引药下行，甘草调和诸药。结石排出后，韩老以益肾健脾为主，加以巴戟天、山茱萸、生杜仲等益肾健脾之品，增强肾功能，预防结石再生。

治疗石淋并不仅仅是清利湿热，利尿通淋排石，应根据患者不同体质，改善患者症状，促进结石排出，消除梗阻，减少并发症，保护肾功能，从结石形成之根源，调中焦，清源头，治结石。治疗石淋以调中焦为法则，腰腹绞痛者，加芍药、甘草以缓急止痛；若尿中带血，加小蓟、血余炭、生地黄凉血止血；小腹胀痛加木香、乌药行气通淋；伴有瘀滞加桃仁、红花、鳖甲、王不留行、皂角刺加强破气活血、化瘀散结作用。

（董秀敏）

妊娠石淋

刘某，女，28岁。初诊：2018年1月27日。

右侧腰腹部疼痛1天。患者于昨日无明显突发右侧腰部疼痛，牵及右侧腹部胀痛，无明显肉眼血尿，尿频、尿急，小便色黄，伴恶心，无呕吐，无发热，纳眠欠佳，自觉发热，大便稍干，2日一行。孕36周。既往泌尿系结石病史。右肾区叩击痛（+），双下肢轻度可凹性水肿。舌质红，苔黄，脉滑数。腹部彩超：右输尿管下段结石，大小0.8cm×0.5cm。

中医诊断： 石淋（湿热下注证）。

西医诊断： 泌尿系结石。

方药： 生黄芪20g，鸡内金20g，郁金20g，金钱草30g，陈皮12g，黄柏12g，甘草6g。3剂，水煎取汁300mL，早晚分服。注意观察胎儿活动情况，减少运动。

二诊： 2018年1月30日。患者服药后时有腰腹部隐痛，排尿浑浊，仍有尿频，小便黄，纳稍差，腹胀满。舌质稍红，中后部白苔略厚，脉滑。胎动无明显异常。腹部彩超：右输尿管末端结石，大小约0.5cm×0.2cm。处方：原方加焦神曲15g，焦麦芽15g。3剂，日1剂。减少活动，监测胎儿宫内情况。

三诊： 2018年2月4日。患者服药后腰腹部疼痛缓解，无腹胀，尿频好转。舌质红，苔薄白，脉滑。腹部彩超：肾、输尿管、膀胱未见异常。

按语

妊娠期泌尿系结石发生率为0.07%，该病有一定的危险性，如尿路梗阻、感染、肾绞痛，可表现为急腹症，甚至早产，保守治疗以镇痛、解痉、保胎为主。韩老治疗妊娠期泌尿系结石主要采取保守治疗，以缓解肾绞痛。多数经保守治疗后症状可得到很大缓解，并能坚持到生产。在保守治疗过程中，中医发挥了很大的优势，能够稳定结石，缓解疼痛，健脾益肾安胎，有效缓解症状，减少并发症。当保守治疗无效时，可根据患者的基础情况，选择手术治疗，如双J管置入术、经皮肾穿刺造瘘术或输尿管镜碎石术。韩老认为妊娠期泌尿系结石急性发作时，中医保守治疗适用于无严重感染、疼痛相对不剧烈、无反复发作肾绞痛且胎儿发育良好的患者，在用药过程中，需注意监测胎儿发育情况，选择中药力求药少而精，确保安全有效，从而有效减少外科干预所带来的相关导管感染风险和麻醉风险等。中医在保守治疗方面可以有效缓解疼痛，调理患者脏腑功能，并有安胎作用，也可以运用于手术后，缓解术后并发症，避免瘀血阻滞子宫，营养气血，调和冲任使胎元得养，减少胎漏、胎动不安等情况的发生。

本病患者证属湿热下注，治以理气健脾、通淋排石为主。方中生黄芪扶助正气、温通三焦，金钱草通淋排石，陈皮、鸡内金、郁金理气健脾、行气解郁，黄柏清热利尿，甘草调和诸药，共奏理气健脾、清热利湿、通淋排石之功。服药3剂后，患者稍有脾胃运化功能差，酌加焦三仙，去焦山楂。山楂有活血作用，不利于胎安，故去之。孕妇服药后，须多留意胎儿情况，用药味少量精，在确保胎儿正常发育的情况下促进结石排出。

（董秀敏）

经皮肾镜取石术后残留肾结石

赵某，男，43岁。初诊：2017年7月11日。

左肾经皮肾镜取石术后左腰酸胀2个月。患者于2个月前无明显诱因发作左腰腹剧烈绞痛，于外院诊断为"左肾巨大结石"，后于外院行经皮肾镜取石术，左肾结石基本取净。术后自觉左腰酸胀，劳累后明显，无尿频、尿急，大便稀。左肾区叩击痛（+）。舌质淡胖，苔白，脉沉细。既往泌尿系结石病史多年，否认其他慢性病史。

辅助检查：①血常规及肾功能未见异常；②输尿管CT：左肾轻度积水，左肾小结石0.4cm。

中医诊断：腰痛（脾肾不足证）。

西医诊断：①左肾结石伴肾积水；②经皮肾镜取石术后。

方药：黄芪30g，党参30g，茯苓20g，白术20g，山药20g，补骨脂15g，菟丝子20g（包煎），延胡索10g，赤芍20g，川牛膝15g，金钱草30g，车前草20g，鸡内金20g，郁金20g，甘草6g。7剂，日1剂，水煎取汁，日3次饭前分服。

二诊：2017年7月22日。左腰酸胀减轻，二便调。舌质淡胖，苔白，脉滑。复查彩超：左肾轻度积水1.2cm。守方7剂。

按语

临床研究表明，泌尿系结石微创手术并发症发生率因逐渐减少而应用广泛，但经积极手术治疗后，结石不一定能一次完全排出，因而需要二期碎石，这在一定程度上增加了患者的负担及痛苦。结石盘踞影响局部气血运行，术后结石虽取出，但术中的有创操作势必对病变周围的正常组织造成损伤。泌尿系结石微创术后使用中药治疗有明显优势，主要着重于改善患者症状及促进残余结石的排出。

泌尿系结石微创术后，患者多表现为腰腹部隐痛不适，尿中带血，仍属"石淋"范畴。因患者术前结石久滞于尿路，攻伐不下，致肾虚邪滞，乃伤及脾，术中需要以大量生理盐水持续灌注尿路，水液易致机体清凉失蕴，故术后宜以益气升阳、补肾化气为主。该患者术后左腰酸胀，劳累后加重，多为肾气亏虚所致，又其体型偏胖，大便稀，舌质淡胖，苔白，脉沉细，为脾肾亏虚之象，治以补脾温肾排石。黄芪、党参、白术、山药健脾益气，使脾运健旺，血有所归；补骨脂温肾壮阳；菟丝子补肝肾，益精髓；金钱草、车前草利水通淋；赤芍、延胡索活血化瘀、行气止痛；牛膝活血祛瘀、利尿通淋；鸡内金化坚消石；郁金行气解郁，凉血破瘀；甘草缓急止痛、调和药性。诸药合用，则有健脾益气、利尿通淋排石、行气活血止痛之功，从而促进结石排出，临床效果满意。

（梁云雷）

取石术后结石复发

温某，男，66岁。初诊：2019年3月16日。

发现左侧输尿管结石20余天。患者因腰腹痛就诊于外院，发现左输尿管结石，予以口服药物治疗，未见排石，建议手术治疗，为求保守治疗来诊。现阵发左侧腰痛，疼痛可忍受，小便欠畅，大便干。既往泌尿系结石多次复发病史，2016年行左侧输尿管结石取石手术。神经性头痛多年。平素喜饮白酒多年。舌暗苔白，脉细数。外院CT：双肾结石，左输尿管上段结石伴左肾积水。

中医诊断： 石淋（下焦瘀滞兼有肾虚证）。

西医诊断： 肾输尿管结石。

方药： 郁金30g，鸡内金30g，金钱草30g，石韦30g，海金沙20g（包煎），陈皮 24g，山药 30g，茯苓 30g，炒白术 20g，冬葵果 30g，王不留行 30g（包煎），夏枯草 30g，车前子 30g（包煎），蒲公英 30g，黄柏 18g，木香 24g（后下），甘草 6g，醋延胡索 10g，白屈菜 10g，巴戟天 30g，山茱萸 30g，菟丝子 10g（包煎），生杜仲 20g，火麻仁 10g。5 剂，日 1 剂，水煎取汁，日 3 次分服。

体外碎石：体外冲击波碎石初打，部位：左输尿管上段结石。

二诊：2019 年 3 月 21 日。碎石后未见明显排石，无明显腰腹痛，头痛头晕，眠差，口苦，二便调。舌暗苔白，脉细。腹部彩超：脂肪肝，肝囊肿，双肾囊肿，左肾结石 1.1cm×0.4cm，左肾积水 2.7cm，左肾盂出口结石 1.3cm×0.8cm，前列腺增大伴钙化。处方：中药上方去海金沙、黄柏，加天麻 10g，石菖蒲 20g（后下），青礞石 20g（先煎），龙胆草 20g。4 剂，日 1 剂，水煎取汁，日 3 次分服。碎石复打，部位：左输尿管上段结石。

三诊：2019 年 3 月 28 日。碎石后见黄色较硬细碎小结石排出，伴浑浊血尿，无腰腹痛，头晕，眠可，大便日 2 次。舌暗苔白，脉细。血常规正常；泌尿系 CT：双肾盂结石，左肾及肝脏低密度灶。处方：上方加鳖甲 30g（先煎），防风 30g（后下），白及 30g，五加皮 30g，麦冬 30g，香橼 20g，香附 20g。3 剂，日 1 剂，水煎取汁，日 3 次分服。碎石复打，部位：左肾结石。

四诊：2019 年 4 月 16 日。患者口干口苦，腰酸，尿频尿急，大便日行 1~2 次。舌暗红，苔白而干。复查 CT：右肾盂结石，膀胱结石，左肾及肝内低密度灶。处方：上方加北沙参 15g，天麻 20g。3 剂，日 1 剂。碎石复打，部位：膀胱结石。

五诊：2019 年 5 月 11 日。无明显不适，小便畅，大便日行 1~2 次。舌暗苔白，脉滑。复查 CT：左肾及肝内低密度灶。处方：守方 3 剂，嘱定期复查。

按语

尿路结石的高复发性始终困扰着医生和患者，不仅影响患者的康复效果及生活质量，同时也为整个社会增添了相当大的经济负担。影响尿路结石复发的因素十分复杂，普遍认为与代谢异常、家族病史、泌尿系异常及患者饮食习惯、生活环境等有关。调查显示体重指数≥25kg/m²、泌尿系感染、代谢异常、甜腻饮食习惯为结石复发的独立危险因素。在溶石排石的同时，要对患者进行健康宣教，引导他们保持良好的生活习惯，定期复查，并按时服药以预防结石复发。韩老认为脾胃功能失调，升清降浊失司，中焦郁滞，蕴生湿热，且"肾为胃之关"，重浊之湿热必流注于下焦；且中焦枢纽气化功能失调，亦必影响下焦气化，导致湿热浊邪不能排出，聚而成石。故从调理中焦脾胃入手，调后天之脾气同时固先天之肾气，溶石排石，抑制结石复发。

（韩雪莹）

（二）胁痛（胆囊结石）临证医案

胆石症是指湿热浊毒与胆汁互结成石，阻塞于胆道引起的疾病。

胆石症有明显的遗传倾向。胆石形成的机制涉及胆汁成分的改变、胆囊功能障碍、遗传因素和坏境因素的影响。胆石症可分为胆囊结石和胆管结石。胆囊结石按成分可分为胆固醇结石、胆色素结石和混合性结石。①胆固醇结石：80%的胆固醇结石位于胆囊内，颜色多呈白黄、灰黄或黄色，形状和大小不一，小者如砂粒，大者直径达数厘米，呈多面体、圆形或椭圆形。质硬表面多光滑，剖面呈放射性条纹状。X线检查多不显影。②胆色素结石：分为两种，一种是无胆汁酸、无细菌、质硬的黑色胆色素结石，由不溶性的黑色胆色素多聚体、各种钙盐和黏液糖蛋白组成，几乎均发生在胆囊内，常见于溶血性贫血、肝硬化、心脏瓣膜置换术后患者；另一种为有胆汁酸、有细菌、质软易碎的棕色胆色素结石，主要发生在胆管。形状大小不一，可呈粒状、长条状，甚至呈铸管形，一般为多发。③混合性结石：由胆红素、胆固醇、钙盐等多种成分混合组成，根据所含成分的比例不同可呈现不同的形状、颜色和剖面结构。

胆石症的治疗原则主要是缓解症状，消除炎性反应，消除结石，减少复发，避免并发症的发生。急性发作期治疗以缓解症状、消除炎性反应为主，包括解痉止痛，抗感染治疗，缓解胆源性消化不良症状。缓解期（包括无症状胆石症）主要是控制饮食，限制摄入脂肪、胆固醇过多的食物；或口服溶石药物等内科保守治疗，密切观察和随诊。建议规律饮食，保持低脂、低热量膳食，并提倡定量、定时的饮食方式。

胆石症在中医学属于"胆胀""胁痛""黄疸"等范畴。中医学认为胆石症的发生与肝胆脾胃等脏腑失常有关，其发病机理是由于情志不畅、饮食失节、虫积等因素所致肝胆疏泄失调，脾胃运化失司，肝胆气滞，湿浊内生，郁久化热，湿热熏蒸，煎熬成石，砂石阻滞，引发胁痛。

胆石症的中医病因病机有三方面：一是肝气郁结，情志抑郁，或肝失条达，疏泄不利，气机阻滞，胆汁疏泄失常，日久而成砂石；二是肝胆湿热，饮食不节，酿生湿热，以致湿热之邪蕴结于肝胆，久煎成石；三是久病耗阴或各种原因的精血亏损，水不养木，肝阴不足，疏泄失常，累及胆腑，精汁通降不畅，久积成石。

韩老认为，中焦脾胃的健运协调对肝胆发挥正常疏泄功能及胆腑维持中精之腑、中正之官的生理功能有重要作用。而脾胃功能的失调，正是肝胆之病发生的重要根源。中焦脾胃运化失司，气机升降失调，则必少阳枢机不利，厥阴疏泄失常，中精通降不畅；脾胃困衰，湿浊内生，久蕴化热，湿热互结，久而成石。治病必求于本，故胆石症的治疗应重视调节中焦脾胃，使气机舒畅协调，湿热无源以生，胆石无由以成。

胆囊结石

李某，女，52岁。初诊：2016年7月2日。

右胁肋部间断疼痛2周。患者有胆囊结石病史，于2周前因饮食不节出现右侧胁肋部胀满、疼痛。为求专科治疗来诊，现右侧胁肋部隐痛，间断发作，胃脘部胀满，纳呆，大便黏腻不爽，腰酸胀，自觉手心热，鼻尖部红肿。舌质红，苔白，脉弦细。

中医诊断：胁痛（肝胆郁滞证）。

西医诊断：胆囊结石。

方药：柴胡18g，枳实18g，鸡内金30g，郁金30g，赤芍30g，白芍30g，板蓝根30g，生大黄6g（后下），黄芩10g，金钱草30g，太子参30g，炒白术20g，山药30g，茯苓30g，陈皮18g，夏枯草30g，醋延胡索10g，海螵蛸30g，沉香6g（后下），白屈菜10g，玄明粉3g，龙胆草24g，北沙参30g，熊胆粉0.1g（单冲）。7剂，日1剂，冲服。

二诊：2016年7月9日。右胁肋部疼痛缓解，纳食可，大便次数多。舌稍暗，苔薄，脉弦。腹部彩超：胆囊壁胆固醇结晶。处方：原方去玄明粉，7剂。

三诊：2016年7月16日。患者大便偏稀，纳食可，一般情况正常，鼻尖部红肿较前好转。腹部彩超未见明显异常。处方：原方加草豆蔻6g（后下），7剂。

注意事项：清淡饮食，调节情志。

按语

胆囊结石多伴有胆囊炎，胆囊结石为囊腔内高密度影，可随体位活动。合并胆囊炎反复发作可表现为胆囊壁的增厚。胆囊结石的形成与胆囊排空障碍、胆汁瘀积、代谢失常等有关。该患者既往胆固醇结晶病史，为胆固醇代谢异常形成的产物，一般X线片不显影，考虑结晶的密度不高。韩老用药以调理脾胃、疏利肝胆为主，注重升降，顾护脾肾。用药过程中患者出现大便次数增多，韩老主张治疗胆囊结石保持肠腹通畅，使邪有出路，根据患者体质不同，调整用药，减去性味寒凉的玄明粉。方中陈皮性温、味辛、苦，归脾、肺经，有理气，调中，燥湿，化痰的功效，用于脾胃气滞或湿浊中阻所致的脘腹胀满、纳呆、恶心呕吐、咳嗽痰多等症状。《名医别录》："除膀胱留热、停水、五淋，利小便，主脾不能消谷……"韩老取其陈皮调中之意。现代药理研究表明陈皮有保肝利胆作用，内含橙皮苷能促进胆汁排泄，对胆固醇结石有理想的溶石作用。

（董秀敏）

胆囊结石伴急性胆囊炎

莽某，男，49岁。初诊：2017年3月28日。

右上腹及剑突下疼痛1日。患者于昨天出现胃脘部及右上腹绞痛，并向后背部放射，无心慌气短，伴口苦、纳差，饮食不消化，无恶心呕吐，无发热，排尿畅，大便调。胆囊结石病史，吸烟、饮酒史，饮食不节，嗜食厚味。舌质红，苔白厚，脉弦。

辅助检查：①腹部彩超：胆囊结石大小约 2.2cm×0.4cm，胆囊炎；②腹部CT：胆囊结石伴炎症。

中医诊断：胁痛（肝胃不和证）。

西医诊断：胆囊结石伴急性胆囊炎。

处方：柴胡18g，黄连6g，板蓝根30g，白芍20g，赤芍20g，生大黄6g（后下），郁金30g，鸡内金30g，枳壳24g，金钱草30g，黄芩30g，五味子18g，丹参30g，羚羊粉0.6g（单冲），生薏苡仁30g，太子参30g，炒白术20g，山药30g，茯苓30g，陈皮24g，夏枯草30g，延胡索10g，沉香15g（后下），白屈菜10g，海螵蛸30g，龙胆草24g，北沙参30g，芒硝2g（后下），熊胆粉0.2g（单冲）。7剂，水煎取汁，分早晚服。

二诊：2017年4月6日。患者自诉因食韭菜后胃脘部疼痛，伴反酸，服碳酸铝镁片后好转，无发热，大便正常。舌红，苔黄厚，脉弦。处方：守原方7剂。

三诊：2017年6月8日。患者自诉因进食油腻后出现右上腹疼痛，发热，体温37.5℃，胃脘部疼痛，反酸，恶心呕吐2天，大便2天未行。血常规：白细胞$17.1×10^9$/L。腹部彩超：脂肪肝，胆囊结石伴炎症，胆囊沉积物，胆囊管增宽0.8cm。调方：鸡内金30g，郁金30g，赤芍20g，白芍20g，生大黄6g（后下），金钱草30g，五味子18g，丹参20g，羚羊粉0.6g（单冲），生薏苡仁30g，黄连12g，太子参30g，炒白术20g，山药30g，茯苓30g，陈皮24g，夏枯草30g，白屈菜10g，延胡索10g，沉香12g（后下）。2剂，沸水冲服，分早晚温服。

四诊：2017年6月10日。服药后体温正常，今日大便得通，无腹痛，诸症好转。腹软，无明显压痛，墨菲征（−）。处方：守原方7剂。

按语

胆囊结石急性发作，多由情志不畅、饮食不节等引起，表现为右上腹隐痛或剧烈疼痛，伴有胃脘部不适、纳呆、食少、口苦、咽干、大便干等症状，临床治疗以改善症状，缓解疼痛为主，西医学以切除胆囊手术治疗。中医学认为胆居中焦，为六腑之一，为奇恒之腑，有足少阳胆经，治疗以大柴胡汤使少阳、阳明同治，和解少阳，畅通阳明。

胆囊结石急性发作与饮食、情志密切相关，故治疗胆囊炎应注意饮食调护，进食少量油腻，调节情志，避免抑郁恼怒。临床上胆囊炎易引起胰腺炎，腹部疼痛，不局限于右上腹，出现左侧腹部疼痛，伴恶心呕吐，化验查血尿淀粉酶升高，应密切观察病情，禁食，中药以理气通腑为法。

"六腑以通为用"，临床上对于六腑病证，多用通利祛邪之法。如食积胃脘，则治以催吐祛邪，或消食、导滞之品；若胆腑不通，则治以利胆通腑之法；二便不通者，则应用利尿或通便之法治之。如见五脏实证，亦常用"脏实泻其腑"之法，泻其相为表里之腑，以达到祛邪已病之目的。

（董秀敏）

胆总管结石

赵某，女，57岁。初诊：2017年9月11日。

右侧胁部疼痛1周。患者1周前情志不畅后突发右侧胁部疼痛间断性发作，向右侧肩部放射，伴口干，腹胀，大便偏干。平素脾气急躁，自觉倦怠乏力，嗜睡。2006年因胆囊结石切除胆囊。吸烟史多年，一日35支。墨菲征（+）。舌暗红，苔白，脉弦数。腹部彩超：胆总管结石3.5cm×0.9cm，胆总管扩张1.4cm。

中医诊断：胁痛（肝胆瘀滞证）。

西医诊断：胆总管结石。

方药：柴胡18g，枳实24g，金钱草30g，生大黄6g（后下），板蓝根30g，白芍20g，赤芍20g，郁金30g，鸡内金30g，丹参20g，黄芪30g，虎杖30g，炒栀子10g，太子参30g，山药30g，炒白术20g，茯苓30g，陈皮24g，夏枯草30g，延胡索10g，沉香15g（后下），五加皮30g，麦冬30g，五味子18g，天麻30g，牛膝30g，石菖蒲12g（后下），青礞石20g（先煎），当归20g，红花30g（包煎），益母草30g，穿山甲6g（先煎），熊胆粉0.2g（单冲），芒硝2g（后下）。7剂，早中晚分服。

二诊：2017年9月18日。患者服药后自诉右侧胁部时有绞痛发作，受情绪和饮食影响大，大便次数增加，日行4~5次，肠鸣，腹痛，纳差。调方如下：白屈菜10g，龙胆草24g，枳壳24g，北沙参30g，葛根30g，金钱草45g，大腹皮30g，板蓝根30g，白芍20g，赤芍20g，鸡内金30g，丹参20g，黄芪30g，虎杖30g，炒栀子10g，太子参30g，山药30g，炒白术20g，茯苓30g，陈皮24g，夏枯草30g，延胡索10g，沉香15g（后下），五味子18g，天麻30g，牛膝30g，石菖蒲12g（后下），青礞石20g（先煎），当归20g，红花30g（包煎），益母草30g，穿山甲6g（先煎），熊胆粉0.2g（单冲）。7剂，日1剂，早中晚分服。

三诊：2017年10月10日。患者服药后疼痛缓解，大便日行2次，腹痛腹胀消失，急躁较前好转，嗜睡困倦较前好转。舌暗苔薄白，脉平。

按语

本病属于"胁痛"范畴。肝居胁下，其经脉布于两胁，胆附于肝，其脉亦循于胁，所以，胁痛多与肝胆疾病有关。凡情志抑郁，肝气郁结，或过食肥甘，嗜酒无度，或久病体虚，忧思劳倦，或跌仆外伤等皆可导致胁痛。

该患者胆囊切除术后十余年，现患有胆总管巨大结石，胆管结石可分为原发性胆管结石和继发性结石，后者通常由胆囊结石下降至胆管而形成。结石并未引起梗阻性黄疸，肝功能及血常规指标均正常。无胆管炎症。可能与情志不畅、肝气瘀滞相关。

方中柴胡、枳实、陈皮、沉香、郁金调畅气机，疏利肝胆；金钱草、生大黄、虎杖、炒栀子、夏枯草、板蓝根、熊胆粉、芒硝清热解毒，利胆排石；生黄芪、太子参、山药、炒白术、茯苓、鸡内金健运脾胃；丹参、延胡索、白芍、赤芍、当归、红花、益母草、穿山甲、牛膝活血养血，通络止痛；石菖蒲、青礞石化痰醒神；麦冬、五味子养心；天麻平肝祛风；五加皮补益肝肾。初次处方后，患者疼痛虽有所缓解，但出现大便次数增加、肠鸣腹痛、纳差等症状，考虑可能与药物中的泻下成分过多有关。因此，在二诊时调整处方，增加了白屈菜、龙胆草、大腹皮等药，以增强疏肝利胆、清热燥湿的作用，同时减少了芒硝的用量,以减轻泻下作用。三诊时,患者疼痛明显缓解,大便恢复正常,急躁、嗜睡等症状也有所改善,显示出中医药治疗肝胆瘀滞证及胆总管结石的良好效果。

(梁云蕾)

胆囊多发结石

医案一

曾某,男,37岁。初诊:2018年11月8日。

右侧后背酸沉1周余。患者平素饮食油腻后后背稍有酸沉感,一周前饮食油腻后后背突发明显酸沉感,伴腹胀、恶心、呕吐,小便调,大便尚可。舌质红,苔白,左脉沉细,右脉弦滑。腹部彩超:胆囊多发结石,较大约1.0cm×0.5cm。

中医诊断: 胁痛(肝胆瘀滞证)。

西医诊断: 胆囊结石。

方药: 柴胡10g,枳实6g,陈皮20g,香附20g,茯苓20g,蒲公英30g,佛手20g,盐杜仲15g,延胡索15g,青皮10g,枳壳12g,郁金20g,厚朴15g,龙胆草6g,木香12g(后下),炒白术12g,白芍15g,鸡内金30g。7剂,温水冲服,早晚分服。

二诊:2018年11月12日。患者诉服药后右侧后背酸沉感缓解,腹胀较前明显减轻。复查腹部彩超:胆囊多发结石,较大0.9cm×0.5cm。血常规及肝功能正常,并行体外冲击波碎石一次。调方7剂,组方如下:柴胡10g,枳实6g,陈皮20g,香附20g,茯苓20g,蒲公英30g,佛手20g,延胡索15g,青皮10g,枳壳12g,郁金20g,厚朴15g,龙胆草6g,木香12g(后下),炒白术12g,白芍15g,鸡内金30g,川楝子6g。7剂,温水冲服,早晚分服。

三诊:2018年12月19日。患者诉右胁背现无明显不适,腹胀消失,无口干、口苦,无恶心、呕吐,继续守方治疗。

按语

该患者因饮食油腻后出现后背酸沉，腹胀、恶心、呕吐症状，为中焦失运，肝胆瘀滞所致。治疗从中焦论治，健运脾胃，疏利肝胆。方中茯苓、陈皮、鸡内金、炒白术健运脾胃；青皮、木香、香附、佛手、郁金理气活血化瘀；柴胡、枳实、白芍取自四逆散之义，四逆散的功用是透邪、解郁、疏肝、健脾、理气，能够治疗阳气瘀滞所致后背酸沉，常用于治疗慢性肝炎、胆囊炎、胆石症等疾病。

二诊调方加入川楝子一药，川楝子味苦，性寒，归肝、小肠、膀胱经，有疏肝泄热、行气止痛、杀虫的功效。川楝子止痛之功显著，尤适用于肝胃气滞，郁而化热之脘胁疼痛。川楝子配香附：川楝子苦寒性降，能疏肝泄热而解郁止痛，香附味辛性平，可疏肝理气，调经止痛，二药配伍，疏肝解郁与行气止痛作用增强。川楝子配延胡索：川楝子苦寒性降，行气疏肝，清泄肝火，延胡索苦辛温，行气活血止痛，二药配伍，既可泄气分之热，又能行血分之滞，使肝火清，气血畅，诸痛止。

本方治疗以通为主，采用理气、化瘀、清热、利湿等法，适当加入理气之品，以疏理肝气，提高疗效。佐以活血行气之品，共奏疏利肝胆、排石止痛之功。

（梁云蕾）

医案二

何某，女，34岁。初诊：2018年8月2日。

体检发现胆囊结石。平素无明显右上腹不适，咽干口渴，后背发凉，月经量少，经期腰酸，大便不成形。孕2产2。舌淡苔薄，脉弦细。

辅助检查：①外院彩超：胆囊结石多发，较大约1.5cm×0.9cm；②今日腹部CT：胆囊炎，胆囊结石，脾大；③其他：肝功能、血常规待回报。

中医诊断：胁痛（肝胆瘀滞证）。

西医诊断：胆囊结石。

方药：柴胡12g，板蓝根30g，白芍20g，赤芍20g，生大黄6g（后下），郁金30g，鸡内金30g，黄芩20g，枳实20g，金钱草30g，太子参30g，炒白术20g，山药30g，茯苓30g，陈皮24g，夏枯草30g，党参20g，生薏苡仁30g，泽泻20g，荷叶20g，木香24g（后下），醋延胡索10g，白屈菜10g，当归30g，红花30g（包煎），益母草30g，穿山甲6g（先煎），牛膝30g，芒硝1g（后下），熊胆粉0.2g（单冲）。7剂，日1剂，水煎取汁，日3次分服。大黄利胆胶囊4粒，日3次，饭后服。

二诊： 2018年9月22日。患者间断服药1个月余，无明显不适，二便调。肝功能、血常规回报无明显异常，今日查彩超：胆囊炎，胆囊结石2.6cm×0.8cm。中药调方：白芍20g，赤芍20g，生大黄6g（后下），郁金30g，鸡内金30g，枳实20g，金钱草45g，炒白术20g，山药30g，陈皮24g，夏枯草30g，龙胆草24g，木香24g（后下），醋延胡索10g，白屈菜10g，当归30g，红花30g（包煎），益母草30g，牛膝30g，芒硝1g（后下），熊胆粉0.2g（单冲）。7剂，日1剂，水煎取汁，日3次分服。大黄利胆胶囊4粒，日3次，饭后服。体外冲击波碎石初打，碎石部位：胆囊结石。

三诊： 2018年10月9日。守方服药两周，碎石后偶有右上腹胀痛，晨起口干，腿软无力，大便日行2~3次。今日查彩超：胆囊结石多发，较大1.3cm×1.2cm。上方加五加皮30g，麦冬30g。7剂，日1剂。

按语

患者体检发现胆囊结石，平素无明显不适。韩老予以中药调中消石，溶石排石，服药1个月后结石略有松散，后在中药排石的同时予以体外冲击波碎石。韩老认为，对于胆囊结石能用中药排石的就先用中药。中医或中西医结合治疗胆囊结石的文献中将胆囊结石多分为肝郁气滞、血瘀阻络、肝胆湿热、肝阴亏虚等证型，辨证治疗后部分患者获得痊愈；体外冲击波碎石技术的应用，还使部分患者避免了手术治疗。韩老强调，应严格把握胆石症碎石的适应证与禁忌证，控制碎石压力与次数，多和患者沟通，详细交代病情及生活、饮食注意事项。在调理中焦脾胃的同时，要综合调理周身不适，整体论治，方能达到较好疗效。

（韩雪莹）

胆囊结石伴慢性胆囊炎

医案一

侯某，男，59岁。初诊：2018年2月8日。

右上腹部疼痛不适2个月余。患者2个月前突发右上腹疼痛，伴胃胀不舒，饮食后明显，怕凉，尿畅，大便黏。舌质暗，苔白厚腻，脉弦紧。既往体健。

辅助检查：①腹部彩超：胆囊壁回声不均，胆囊结石大小约2.0cm×0.5cm；②肝功能：谷草转氨酶、谷丙转氨酶轻度升高。

中医诊断：胁痛（肝胆瘀滞证）。

西医诊断：胆囊结石伴慢性胆囊炎。

方药：柴胡12g，黄芩10g，赤芍10g，白芍10g，生大黄3g（后下），郁金30g，鸡内金30g，枳实24g，金钱草30g，延胡索10g，沉香6g（后下），炒白术20g，白屈菜10g，陈皮20g，山药30g，丹参20g，川芎24g，当归30g，红花30g（包煎），黄芪30g，山茱萸30g，生杜仲30g，板蓝根20g，车前子30g（包煎）。7剂，日1剂，早晚分服。

二诊：2018年2月15日。服药三日后可进食少量肉食，无腹部疼痛，无胃胀，精神好转，纳眠可，排尿畅，大便次数增多。调方去生大黄、黄芩。7剂，日1剂，早晚分服。

三诊：2018年3月6日。近来无明显右上腹疼痛不适，时有胃脘胀满不舒，纳眠可。调方7剂，组方如下：党参20g，黄芪30g，紫苏子30g（包煎），玄参30g，青礞石30g（先煎），天麻30g，丹参30g，当归30g，红花30g（包煎），鳖甲30g（先煎），五味子24g，甘草15g，生薏苡仁30g，熟地黄30g，川芎30g，香附30g，白屈菜10g，陈皮24g，山药30g，厚朴24g，延胡索10g，金钱草45g，菟丝子30g（包煎）。日1剂，早中晚分服。

按语

过食肥甘，饮食不节，嗜酒无度，或久病体虚，忧思劳倦，或跌仆外伤等皆可导致胁痛。本病当肝胆瘀滞为主。胀痛多属气郁，且疼痛游走无定；刺痛多属血瘀，而痛有定处；隐痛多属阴虚，其痛绵绵；湿热之胁痛，多为疼痛剧烈，且伴有口苦苔黄。治疗以通为主，实证多采用理气、化瘀、清热、利湿等法，虚证以滋阴柔肝为治，可适当加入理气之品，以疏理肝气，提高疗效。方中柴胡、枳实、沉香、陈皮、郁金行气解疏肝和胃；炒白术、黄芪、鸡内金、山药补脾养胃；金钱草、黄芩、生大黄清热利胆；川芎、当归、丹参、红花、赤芍、白芍、延胡索活血养血；板蓝根、白屈菜、车前子清热解毒、渗湿；山茱萸、生杜仲滋补肝肾。患者服药后症状明显改善，故二诊去生大黄、黄芩，以免过度泻下引起不适。三诊时患者疼痛基本消失，但时有胃脘胀满不舒，因此处方调整为以健脾和胃、疏肝理气为主，同时加入滋补肝肾、益气养血的药物，如党参、熟地黄、鳖甲等，以增强体质，巩固疗效。

（梁云蕾）

医案二

张某，男，33岁。初诊：2013年2月2日。

右上腹部隐痛。患者右侧上腹部隐痛，纳差，腹部胀满，口苦，便秘。查体：腹软，无明显压痛，墨菲征（-）。舌质红，有瘀斑，苔黄厚，脉滑数。

辅助检查： ①腹部彩超：肝囊肿2.0cm×1.5cm，胆囊结石0.8cm×0.7cm；②腹部CT：胆囊炎，胆囊结石，胆囊增大，胆壁增厚，有分隔。

中医诊断： 胁痛（肝胆瘀滞证）。

西医诊断： 胆囊结石伴慢性胆囊炎。

方药： 生大黄6g（后下），芒硝3g（后下），延胡索10g，金钱草30g，郁金10g，鸡内金10g，党参10g，生薏苡仁15g，白芍10g，白及10g，木香6g（后下），海螵蛸10g，白术10g，茯苓10g，泽泻10g，莱菔子10g（包煎），山楂10g，川楝子10g，陈皮12g，沉香3g（后下）。7剂，日1剂，水煎取汁，日2次。

二诊： 2013年2月16日。诉右上腹疼痛一次，自行缓解，纳食可，无恶心、呕吐，腹胀减轻，大便日行1~2次，原方去芒硝，加沉香9g（后下），郁金 30g，鸡内金 30g，玄参 30g，甘草 6g。7 剂。

三诊：2013 年 2 月 23 日。诉无明显腹痛，无腹胀，纳可，二便调。上方加金钱草 45g。7 剂。

按语

胆囊结石临床表现为右上腹部隐痛、胀痛或剧痛，可伴有口干口苦，纳呆，腹胀，便秘或大便稀溏。中医属"胁痛"范畴。韩老治疗胆囊结石伴胆囊炎，重调理脾胃，疏利肝胆。肝胆疏泄失职，脾胃升降失司，气机阻滞，不通则痛。脾胃为后天之本，为全身之中枢，脾胃健运，则吸收、运化水谷精微以营养五脏。方中茯苓、白术、党参、鸡内金健脾益胃，化坚消石，可用于治疗泌尿系结石，也可治疗肝胆系结石；莱菔子、山楂消食化积；白芍疏肝柔肝；郁金味辛行散，苦寒降泄，既能活血祛瘀以止痛，又能疏肝行气以解郁，《本草经疏》谓"郁金本血分之气药"，故为治疗肝气郁滞、瘀血内阻所致的胸胁疼痛、胸痹心痛的常用药，又因其清利湿热而利胆排石，也用治湿热黄疸、胆结石等；沉香、木香、延胡索、川楝子疏肝行气，理气宽中；芒硝、大黄荡涤胃肠。全方共奏调理中焦、疏利肝胆、溶石排石之功。

（韩丽霞）

胆囊结石伴胆囊息肉

医案一

张某，女，51 岁。初诊：2012 年 4 月 10 日。

胆囊结石患病多年。患者胆囊结石病史多年，间断服我科中药治疗，结石大小无明显变化，平素无明显症状。今日外感后口中火热感，后背疼，右胁部隐痛，大便干。舌红，苔黄，脉弦。

中医诊断：胁痛（肝胆瘀滞证）。

西医诊断：①胆囊结石；②胆囊息肉。

方药：板蓝根 30g，佛手 30g，鸡内金 30g，木香 18g（后下），金银花

30g，麦冬 30g，紫苏梗 30g，白芷 30g，葛根 30g，生黄芪 30g，丹参 20g，枳壳 30g，桑白皮 30g，陈皮 25g，山药 30g，芒硝 9g（后下），生大黄 6g（后下），延胡索 10g，白屈菜 18g，紫花地丁 30g，车前草 30g，半边莲 30g，橘红 30g。7剂，日1剂，水煎服。

二诊：2012年4月17日。后背、右胁部疼痛好转。腹部彩超：胆囊多发结石，较大者 0.7cm×0.6cm，胆囊附壁息肉。调方：上方去金银花、麦冬、紫苏梗、芒硝、生大黄、半边莲、橘红，加金钱草 30g，鱼脑石 20g（先煎），川楝子 6g，焦三仙各 20g。7剂，日1剂，水煎服。

按语

胆囊结石急性发作时，会出现右上腹及后背部疼痛，消化道反应可表现为腹胀、嗳气、厌油腻食物、口苦、反酸等。西医学认为胆囊炎时，十二指肠与胆囊粘连后向右牵拉成角变形，肠黏膜增宽变形，肠腔轻度扩张，自主神经功能紊乱，胃肠功能失调，同时胆汁反流入胃，引发胃炎及溃疡。患者外感后胆囊炎发作，应表里同治，驱除表邪，和解少阳，通腑泄热，清阳明实热，以保持大便通畅，同时行气活血，通络止痛。

（王晴）

医案二

侯某，男，37岁。初诊：2019年6月6日。

发现胆囊结石数年。患者近日阵发右上腹刺痛，无恶心呕吐，无发热，纳眠可，二便调。患痔疮，甘油三酯高。舌红无苔，脉弦数。

辅助检查：①外院彩超：胆囊结石 0.7cm，胆囊息肉 0.3cm；②腹部CT：胆囊结石，左肾低密度灶。

中医诊断：胁痛（肝胆瘀滞证）。

西医诊断：①胆囊结石；②胆囊息肉。

方药：柴胡 10g，板蓝根 20g，白芍 20g，赤芍 20g，郁金 20g，鸡内金 20g，金钱草 20g，枳实 15g，黄芩 10g，五味子 18g，丹参 20g，生薏苡仁 20g，

太子参20g，炒白术20g，夏枯草20g，陈皮20g，山药20g，茯苓20g，黄芪20g，木香24g（后下），醋延胡索10g，白屈菜10g。6剂，日3次，饭前分服。

二诊：2019年6月11日。无明显上腹部疼痛，无恶心呕吐，纳眠可，大便稀。继服上方12剂。

三诊：2019年6月22日。右上腹痛间断发作，为隐痛，服中药后自行缓解，纳眠可，二便调。舌质红少苔。腹部彩超：胆囊结石0.8cm，胆囊息肉。处方：原方加川楝子10g，黄柏20g，蒲公英20g。5剂，日1剂，日3次，饭后冲服。

一个月后随访未出现明显腹痛，无口干口苦，纳眠可，无其他不适。

按语

韩老认为中焦脾胃运化失司，气机升降失调，则必少阳枢机不利，厥阴疏泄失常，中精通降不畅；脾胃困衰，湿浊内生，久蕴化热，湿热互结，久而成石。治病必求于本，故胆石症的治疗应重视调节中焦脾胃，使气机舒畅协调，湿热无源以生，胆石无由以成。

胆石症的治疗为疏肝利胆、和降通腑，临床当辨虚实：虚者宜补中宣通，实者宜泻中通降。要注意调节情志，保持恬静愉快的心理状态，动静适宜；饮食以清淡为主，忌暴饮暴食，忌食用肥甘厚味，勿贪凉饮冷。

（韩雪莹）

胆囊结石充满型

蒋某，女，35岁。初诊：2017年11月18日。

右胁肋部疼痛3天。患者于3天前出现右侧胁肋部疼痛，胀满不舒，伴口干口苦，间断发作，既往胆囊结石病史，为求专科治疗来诊。诉自觉乏力，劳累后肩酸，疲乏，双下肢酸懒，时有心悸，偏头痛，睡眠不佳，梦多。舌质红，苔白，有齿痕，脉数、滑。

辅助检查：①腹部彩超：胆囊结石（充满型待查），盆底积液；②腹部CT：胆囊结石伴炎症，胆总管扩张，双肾盂钙质沉积。

中医诊断： 胁痛（肝郁脾虚证）。

西医诊断： 胆囊结石，胆囊炎。

方药： 柴胡 18g，板蓝根 30g，鸡内金 30g，赤芍 20g，白芍 20g，黄芩 30g，枳实 18g，郁金 30g，生大黄 6g（后下），金钱草 30g，五味子 18g，沉香 15g（后下），延胡索 10g，丹参 20g，羚羊粉 0.6g（单冲），生薏苡仁 30g，川芎 24g，三七粉 8g（单冲），当归 30g，红花 30g（包煎），益母草 30g，香附 30g，鳖甲 30g（先煎），陈皮 24g，山药 30g，芒硝 1g（后下）。7 剂，日 1 剂，早晚分服。

注意事项： 禁食油腻、生冷、辛辣之品。

二诊： 2017 年 12 月 2 日。服药两周后诉右侧胁肋部疼痛缓解，纳可，无恶心呕吐，口干口苦缓解，心悸好转，大便日行 3~4 次，睡眠好转，经前腰酸，乏力。舌质红少苔，脉滑。处方：原方去黄芩，加天麻 30g，阿胶 15g（烊化兑服），炒酸枣仁 30g，百合 30g。14 剂。

三诊： 2017 年 12 月 16 日。患者现无明显右侧胁肋部疼痛，心悸好转，乏力减轻。腹部彩超：胆囊结石（充满型），胆囊壁不均增厚，盆腔积液。处方：原方加木香 18g（后下），7 剂。

按语

急则治标，缓则治本。标，是疾病表现于临床的现象和所出现的证候；本，是疾病发生的机理、疾病的本质，或者相对地指先病的脏腑及其病理表现。韩老主张治疗结石病以调中为要，因中焦脾胃功能失司往往是疾病发生的本源。在驱邪的同时还需顾护脾胃。胆囊结石患者多伴有胃肠道症状，如大便秘结不通，或大便溏泄，应根据四诊内容，辨证论治，或通腑泄热，荡涤肠胃，或补中健脾，运肠止泻。

胆囊结石不易排出体外，对于部分胆固醇结石，中药有溶石化石的效果。部分通过体外冲击波碎石术后，可服用中药排出。对于充满型胆囊结石，韩老认为，对于胆囊未完全丧失功能的患者，应尽可能保留胆囊，通过中药改善症状，缓解病情。临床发现，胆囊结石、胆囊炎采用中医药治疗，缓解症状效果明显。脾胃健则运化调，肝胆疏泄畅通，因此治疗时应重视调理脾胃，调升降,益气血,和脾胃。

(董秀敏)

二、内科疾病医案

咳嗽

康某,男,62岁。初诊:2011年12月27日。

咳嗽日久,呈干咳,痰黏难咳,痰中带血,偶有泡沫痰,吸烟40余年,手足心热,口干,便干。舌红少苔,脉细数。

中医诊断: 咳嗽(肺阴亏耗证)。

西医诊断: 咳嗽待查。

方药: 百合30g,金银花30g,板蓝根30g,紫苏梗30g,茯苓25g,炒白术25g,夏枯草30g,丹参30g,炒酸枣仁30g,葛根30g,生黄芪30g,甘草30g,橘红30g,小蓟35g,延胡索10g,白屈菜18g,川楝子6g,陈皮20g,山药20g,芒硝6g(后下),生大黄6g(后下),干姜25g,桑叶30g。2剂,日1剂,水煎取汁,3次分服。

二诊:2011年12月29日。患者诉服药后咳嗽减轻,痰较前易咳出,守方2剂。未继来诊。

按语

患者咳嗽日久,耗伤肺阴,肺阴亏虚,虚火内灼,肺失肃降,故干咳,痰少,或痰中带血。程钟龄曰:"大抵痰以燥、湿为分……燥痰涩而难出,多生于肺,肺燥则润之。"韩老对此采取滋阴与化痰合用之法,使肺得濡润而痰易化出,病遂自解。百合润肺阴,桑叶、金银花、板蓝根等清肺热。肺属金,肺虚应培土生金,故加入白术、茯苓、陈皮、山药等健脾之药。

(王晴)

胆咳

曹某,女,56岁。初诊:2017年6月10日。

咳嗽痰多10年余。咳嗽,晨起痰多,色白易咯,无胸痛,无发热,无鼻塞流涕,急躁易怒,口干口苦,偶有胸闷胁痛,纳眠可,二便调。舌暗,苔薄黄,脉沉。胆囊结石病史多年。

中医诊断: 咳嗽(肝胆瘀滞证)。

西医诊断: 咳嗽待查。

方药: 鸡内金30g,郁金30g,金钱草30g,赤芍20g,白芍20g,板蓝根30g,炒白术20g,夏枯草30g,太子参30g,沉香9g(后下),茯苓30g,山药30g,桃仁30g,红花20g(包煎),当归30g,益母草30g,丹参20g,穿山甲6g(先煎),川芎12g,乌药10g,牡丹皮20g,牛膝20g,猪苓20g,泽泻30g,车前子30g(包煎),紫苏子30g(包煎),桔梗30g,川贝母6g,细辛3g(后下),五加皮30g,白及30g。7剂,水煎取汁,3次分服。

二诊: 2017年6月16日。患者自述咳嗽减轻,痰量减少,继用原方7剂,日1剂,水煎取汁,3次分服。

按语

《素问·咳论》指出"五脏六腑皆令人咳,非独肺也"。《诸病源候论·咳嗽候》有十咳之称,除五脏咳外,尚有风咳、寒咳、久咳、胆咳、厥阴咳等。叶天士《临证指南医案》云:"人身气机合乎天地自然,肺气从右而降,肝气由左而升,肺病主降日迟,肝横司升日速,咳呛未已,乃肝胆木反刑金之兆。"认为肝气郁结、肝火犯肺,肝阳逆行、乘肺则咳,肝逆乘胃射肺等均可发生咳嗽。肝失条达,郁结化火,上逆侮肺,肺失肃降,以致气逆作咳,咳则连声,治宜清肺泻肝。方用郁金、川芎等疏肝理气,加用紫苏子、桔梗、川贝母降肺止咳。调中溶石汤治疗胆囊结石,一方面治疗胆咳之根本,另一方面疏肝降气止咳,治疗效果满意。

(韩雪莹)

心悸

医案一

裴某，女，28岁。初诊：2011年12月22日。

自觉心中悸动半月余。患者半个月前无明显诱因自觉心悸，未予重视，症状无好转，遂来诊。诉心中悸动，神疲乏力，头晕目眩，倦怠乏力，面色无华，失眠多梦，纳少，腹胀，腹痛，腰膝酸软，带下量多，口干，口苦，小便可，大便干，3~4日一行，月经量少，色暗，夹有血块。舌质淡红，苔薄白，脉细弱。

中医诊断：心悸（心脾气血两虚证）。

西医诊断：心脏神经官能症。

处方：生黄芪20g，炒白术15g，陈皮15g，炒酸枣仁30g，炒杜仲20g，干姜15g，龟甲30g（先煎），葛根30g，当归30g，红花30g（包煎），丹参18g，益母草30g，佛手30g，厚朴15g，沉香14g（后下），天麻20g，鸡内金30g，夏枯草25g，紫花地丁15g，白屈菜12g，芒硝6g（后下），远志15g。7剂，日1剂，水煎取汁，日3次，饭前温服。

二诊：2011年12月31日。心悸好转，大便干。调方：上方加生大黄6g（后下），芒硝9g（后下），太子参20g，甘草20g。7剂，日1剂，水煎服。

按语

心悸是患者自觉心中悸动，惊惕不安，甚则不能自主的一种病症，临床一般多呈反复发作性，每因情志波动或劳累而发作。结合本案例患者舌脉辨证为心脾气血两虚，韩老在治疗上以补血养心、益气安神为主。方中生黄芪、炒白术、陈皮益气健脾；炒酸枣仁、远志宁心安神；炒杜仲、龟甲滋补肝肾；葛根生津止渴；当归、红花、丹参、益母草养血活血；佛手、厚朴、沉香行气止痛；天麻平抑肝阳；鸡内金健脾消食；夏枯草、紫花地丁清泻肝胆郁热；佐以干姜以防寒凉伤胃；白屈菜清热镇痛；芒硝软坚通便。

（王晴）

医案二

史某，女，81岁。初诊：2012年1月5日。

心中悸动不安8个月余。8个月前患者无明显诱因出现心中悸动不安，无胸痛，自服药物，症状无缓解，遂来诊。患者诉自觉心中悸动不安，头晕目眩，倦怠乏力，心烦失眠，五心烦热，急躁易怒，口干，盗汗，腰酸，耳鸣，纳差，腹痛，小便不畅，大便干。舌红少苔，脉细数。

中医诊断： 心悸（气阴两虚，郁热内结证）。

西医诊断： 室性期前收缩。

方药： 生黄芪30g，太子参20g，炒白术25g，陈皮15g，龟甲30g（先煎），麦冬30g，百合30g，炒杜仲30g，山药20g，炒酸枣仁30g，葛根30g，鸡内金30g，红花30g（包煎），丹参20g，天麻30g，夏枯草30g，金银花30g，板蓝根30g，紫花地丁20g，白屈菜12g，沉香14g（后下），白芷20g，延胡索10g，车前草15g，石韦20g，番泻叶1g（后下），甘草20g。7剂，日1剂，水煎取汁，3次分服。

二诊： 2012年1月12日。家属代诉症状好转，守方7剂。嘱情绪稳定，避免惊恐刺激及忧思恼怒。

按语

心悸的病位主要在心，由于心神失养或不宁，引起心神动摇，悸动不安。但其发病与脾、肾、肺、肝四脏功能失调相关。韩老从"脾气虚""肾阴虚""郁热"等病理因素入手，方中生黄芪、太子参、炒白术、山药、陈皮益气健脾；龟甲、麦冬、百合滋阴；入炒杜仲取"阳中求阴"之意；炒酸枣仁养心安神；葛根生津止渴；鸡内金健脾消食；红花、丹参养血活血；天麻平抑肝阳；夏枯草、金银花、板蓝根、紫花地丁清脏腑郁热；白屈菜清热镇痛；沉香、白芷、延胡索行气止痛；车前草、石韦利尿通淋；番泻叶泻下通便；甘草调和诸药。

（王晴）

医案三

宋某，女，57岁。初诊日期：2018年4月10日。

心悸1周。患者近一周无明显诱因自觉心悸，胸闷气短，动则尤甚，面色苍白，神疲乏力，形寒肢冷，胃脘部不舒，纳眠差，小便尚可，大便干，2~3日一行。舌淡暗，苔薄白，脉沉细无力。既往冠心病、高血压、萎缩性胃炎、糖尿病。

辅助检查：①血糖：6.84mmol/L；②颈部彩超：右侧颈动脉粥样硬化斑块形成，双下肢动脉粥样硬化斑块形成；③心脏彩超：左房扩大，二尖瓣反流，左室舒张功能减低；④腹部彩超：左肾双肾盂；⑤X线片：左侧少量胸腔积液。

中医诊断：心悸（脾肾阳虚，兼气瘀络阻证）。

西医诊断：冠状动脉粥样硬化性心脏病。

处方：生黄芪30g，茯苓30g，山药30g，陈皮24g，淡附片6g（先煎），桂枝12g，巴戟天30g，山茱萸30g，何首乌10g，菟丝子30g（包煎），五味子18g，五加皮30g，牛膝30g，麦冬30g，葶苈子30g（包煎），泽泻30g，丹参20g，川芎24g，红花20g（包煎），赤芍20g，三七粉8g（单冲），降香18g，沉香12g（后下），地龙30g。7剂，水煎服，日3次。

二诊：2018年4月26日。患者腰酸，劳累后腰痛，偶有反酸，胃痛，小便色深黄，大便可。舌红苔薄脉弦。泌尿系CT：左肾钙化灶，双侧双肾盂可能。处方：原方加延胡索10g，海螵蛸30g，金钱草30g。7剂，水煎取汁，分早晚服。

按语

本病病证较为复杂，分"阳虚""气滞""血瘀"和"水停"。韩老方中生黄芪、茯苓、山药、陈皮益气健脾；淡附片、桂枝温振心阳；巴戟天、山茱萸、菟丝子补肾助阳；何首乌润肠通便；五味子、牛膝补肝肾，强筋骨；麦冬滋阴；葶苈子、五加皮利水化饮；泽泻利水渗湿；丹参、红花、赤芍、三七粉、地龙活血化瘀通络；川芎、降香、沉香行气止痛。复诊时，患者出现胃部不适，原方加延胡索行气止痛，海螵蛸制酸止痛，金钱草利水通淋。

韩老认为学生对心悸系列病例的分析比较到位。心悸病机多为气血阴阳亏虚，心失所养，或邪扰心神，心神不宁。病位在心，与肝、脾、肾、肺四脏密切相关。韩老认为在治疗心悸时要紧抓心和脾的生理关系，心主血，脾统血，脾又为气血生化之源，脾的运化功能正常则化生血液的功能旺盛，血液充盈则心有所主。因此，在心悸的治疗中需要重视"调中"的思想。

（董秀敏）

胸痹

医案一

李某，女，59岁。初诊：2013年2月19日。

胸部满闷3个月余，加重伴刺痛1天。患者3个月前无明显诱因自觉胸部满闷，未予重视，1天前患者胸闷症状加重，并伴发胸部刺痛，随来诊。刻下症：胸部满闷，偶有刺痛，神疲乏力，气短，头晕，心烦，口苦，纳呆，眠差，大便质干，3~4日一行。舌质暗红，有瘀斑，苔黄，脉弦细。既往冠心病、糖尿病病史。

辅助检查：①心电图无明显异常；②心脏彩超：主动脉反流，左室舒张功能降低；③颈动脉彩超：双侧颈动脉内膜增厚；④腹部彩超未见异常。

中医诊断：胸痹（气虚血瘀证）。

西医诊断：①冠状动脉粥样硬化性心脏病；②2型糖尿病。

方药：当归20g，红花10g（包煎），丹参20g，三七2g，生黄芪30g，白术10g，茯苓10g，陈皮12g，炒栀子10g，龙胆草6g，夏枯草20g，木香6g（后下），天麻20g，炒酸枣仁30g，川芎6g，降香12g，生大黄6g（后下），芒硝3g（后下），白芍10g，鸡内金10g，延胡索10g。6剂，日1剂，水煎，每次300mL，分2次冲服。

二诊：2013年2月26日。纳食见好，仍气短，胸部觉舒畅，大便日行3次。守方5剂。

三诊：2013 年 3 月 5 日。诉气短好转，无胸闷，睡眠较前好，无腹胀，纳食可，大便正常，日行 1~2 次，守方 5 剂。

按语

胸痹病位在心，但与肺、肝、脾、肾有关。韩老在治疗本病时重视"调中"。方中当归、红花、丹参、三七、降香活血化瘀；生黄芪、白术、茯苓、陈皮健脾益气；炒栀子清心除烦；夏枯草、龙胆草清肝胆湿热；天麻平抑肝阳；炒酸枣仁养心安神；川芎、延胡索、木香行气止痛；白芍养血柔肝；鸡内金健脾消食；生大黄、芒硝泻下通腹。此外，生黄芪和芒硝作为药对，二者一升一降，复中焦升降之枢纽。

（韩丽霞）

医案二

付某，女，53 岁。初诊：2012 年 12 月 18 日。

胸部隐痛 1 个月余。患者 1 个月前生气后胸部出现隐痛，自服药物（具体不详），症状无改善，遂来诊。刻下症：胸部隐痛，心胸满闷，善太息，情志不舒时加重，头晕，口干，口苦，纳眠差，二便调。已绝经。舌暗红，苔薄黄，脉细弦。

辅助检查：①心脏彩超：主动脉反流，三尖瓣反流；②颈动脉彩超：双侧颈动脉内膜增厚；③外院冠脉造影未见明显异常。

中医诊断：胸痹（气滞心胸证）。

方药：柴胡 15g，枳壳 15g，川芎 6g，赤芍 15g，三七 2g，当归 10g，丹参 10g，地龙 10g，香附 10g，陈皮 10g，黄芪 20g，党参 20g，山药 20g，炒酸枣仁 20g，远志 6g，天麻 30g，夏枯草 15g，龙胆草 10g，桂枝 12g，生地黄 20g，葛根 15g，生山楂 10g。5 剂，日 1 剂，水煎服。

二诊：2012 年 12 月 22 日。患者胸部隐痛等症状较前明显减轻，原方继服 14 剂。

按语

结合患者舌、脉、症，辨证为气滞心胸证，治疗以疏肝理气、活血通络为主。韩老认为胸痹的治疗需要注意健脾补气，因为胸痹发病与痰浊有直接关系，"脾为生痰之源"，通过健脾，以治生痰之源头。方中柴胡、枳壳疏肝理气；川芎、赤芍活血通脉；三七、当归、丹参、生山楂、地龙活血化瘀通络；香附、陈皮理气解郁；黄芪、党参、山药健脾益气；炒酸枣仁、远志安神助眠；天麻平抑肝阳；夏枯草、龙胆草清肝胆郁热；桂枝温通心阳；葛根生津止渴。

韩老认为学生对胸痹系列案例分析的较为透彻。胸痹瘀血的形成，多由正气亏损，气虚阳虚或气阴两虚而致，亦可因寒凝、痰浊、气滞发展而来，加之本病具有反复发作、病程日久的特点，属单纯血瘀实证者较少，多表现为气虚血瘀或痰瘀交阻、气滞血瘀等夹杂证候，故临床治疗应注意在活血化瘀中伍以益气、养阴、化痰、理气之品，辨证用药，加强祛瘀疗效。

（王晴）

不寐

医案一

朱某，女，46岁。初诊：2012年4月26日。

眠差1个月余。患者失眠，入睡难，多梦，经期腹痛，面部弥漫性暗褐色斑块，经行腹痛，带下色黄量多。舌暗，苔白，脉弦。

中医诊断：不寐（气滞血瘀证）。

西医诊断：失眠。

方药：当归30g，红花30g（包煎），益母草30g，阿胶30g（烊化兑服），板蓝根25g，金银花30g，鸡内金30g，龙胆草30g，沉香14g（后下），穿山龙30g，茯苓20g，炒白术25g，夏枯草20g，香附30g，枸杞子30g，炒酸枣仁30g，葛根30g，生黄芪20g，太子参25g，枳壳15g，陈皮12g，山药15g，延胡索10g。7剂，日1剂，水煎取汁，3次分服。

二诊：2012 年 5 月 12 日。患者诉失眠好转，上方加炒杜仲 30g。7 剂，日 1 剂。

按语

不寐，古代文献称为"不得卧"或"不得眠"，因邪气扰动，或正虚失养，导致神不安舍，是以经常不能获得正常睡眠为特征的一类病证。不寐病位在心，总因心不藏神而成，与肝、胆、脾、胃、肾密切相关。现代社会生活节奏较快，工作、生活压力较大，肝气郁结，肝郁化火，扰动心神，神不安则不寐。肝藏血，主疏泄，司血海，肝气条达，疏泄正常，血海按时满溢，则月经周期正常。若情志抑郁，或忿怒伤肝，以至疏泄失司，气血失调，气滞血瘀，导致经行腹痛；气血不能上荣于面则生褐斑。方中香附、枳壳、延胡索等疏肝解郁；当归、红花、益母草等活血化瘀；肝郁化火，故加入龙胆草、夏枯草、板蓝根、金银花等清肝泻火；生黄芪、太子参、枸杞子等益气养阴；炒酸枣仁养心安神。

（王晴）

医案二

范某，女，39 岁。初诊：2012 年 1 月 7 日。

多梦易醒 1 个月来诊。患者近来睡眠差，多梦易醒，头晕，肢倦神疲，手足冷，纳差，二便调。舌淡苔薄白，脉细弱。

中医诊断：不寐（心脾两虚证）。

西医诊断：失眠。

方药：当归 30g，红花 30g（包煎），炒杜仲 30g，天麻 30g，龟甲 30g，女贞子 30g，山茱萸 20g，枸杞子 25g，车前草 15g，炒酸枣仁 30g，葛根 15g，党参 15g，黄精 20g。7 剂，日 1 剂，水煎取汁，3 次分服。

按语

临床上应鉴别是否因疾病之苦不得卧，如《素问·逆调论》曰"夫不得卧，卧则喘者，是水气之客也"。《素问·评热病论》曰"诸水病者，不得卧，卧则惊，惊则咳甚也"。此是指因疾病之苦而不得平卧。如张仲景所用的黄连阿胶汤治疗"少阴病……心中烦，不得卧"是指阴亏火旺，烦躁不眠，也属"不寐"范畴。

（王晴）

医案三

郭某，女，55岁。初诊：2011年12月24日。

心烦不寐。患者近日入睡难，多梦易醒，心烦，心悸不安，五心烦热，盗汗，口干。舌质红，少苔，脉细数。患者38岁生气后绝经。

中医诊断： 不寐（脾肾两虚，冲任不固，相火妄动）。

西医诊断： 失眠。

方药： 熟地黄10g，当归30g，红花15g（包煎），益母草30g，山药10g，白芍10g，鳖甲20g（先煎），山茱萸10g，泽泻10g，茯苓10g，生龙骨20g（先煎），牡丹皮10g，百合10g，远志6g，天麻30g，生杜仲30g，炒栀子10g，夏枯草20g，车前草10g，生牡蛎20g（先煎），黄芪30g，法半夏9g，川芎6g，橘红6g，丹参10g，赤芍10g，三七2g，桂枝12g，降香6g。7剂，日1剂，水煎取汁，3次分服。

二诊：2011年12月29日。心悸盗汗症状好转，睡眠时间较前增多，调方如下：丹参20g，车前草20g，牡丹皮30g，太子参30g，远志12g，茯苓20g，羚羊粉0.3g（单冲），炒栀子10g，陈皮12g，川贝9g，山药30g，当归30g，红花15g（包煎），益母草30g，白芍10g，生牡蛎20g（先煎），生龙骨20g（先煎），鳖甲20g（先煎），山茱萸10g，泽泻10g，百合10g，天麻30g，法半夏9g，夏枯草20g，黄芪30g，生杜仲30g，川芎6g，降香6g，橘红6g，赤芍10g，三七2g。6剂，日1剂，水煎取汁，3次分服。

按语

患者已绝经，《素问·上古天真论》曰"七七，任脉虚，太冲脉衰少，天癸竭，地道不通，故形坏而无子也"，肝肾冲任经血亏虚，故绝经。精血亏虚，相火旺盛，扰动心神，故不寐；阴虚火旺，阴液不能内守，故烘热汗出，治以滋阴降火，养心安神。方用六味地黄丸加味，熟地黄、山茱萸、百合、杜仲等滋阴，牡丹皮、栀子、龙胆草、夏枯草等清泻心肝之火，黄芪益气止汗，桂枝助阳，生龙骨镇心安神，百合宁心安神。《重订灵兰要览》载："不寐之证，椿田每用制半夏、夏枯草各五钱，取阴阳相配之义，浓煎长流水，竟覆杯而卧。"近代医家施今墨在《施今墨对药》中用清半夏、夏枯草配伍，用于治疗失眠诸证。半夏燥湿化痰，降逆止呕，消痞散结；夏枯草清泻肝火，行气散结。半夏得至阴之气而生，夏枯草得至阳之气而长，二者配伍，清泻肝胆，平衡阴阳，交通季节，顺应阴阳而治失眠。

（王晴）

医案四

邢某，女，55岁。初诊：2018年8月21日。

不寐7年余。患者睡眠差，平素烦躁，头晕，服安神补脑液、静心口服液等效果不佳。现眠差，烦躁易怒，时有胸痛，胃脘胀满不舒，口干，耳鸣，下肢酸懒，纳差，大便干。舌质暗，苔黄，脉弦数。

中医诊断：不寐（痰蒙心窍，瘀血阻络证）。

西医诊断：失眠。

方药：茯苓30g，葶苈子30g（包煎），丹参20g，川芎18g，赤芍20g，红花20g（包煎），三七粉8g（单冲），降香18g，何首乌30g，泽泻30g，灵芝10g，黄芪30g，五味子18g，炒酸枣仁30g，五加皮30g，麦冬30g，胆南星6g，天麻30g，石菖蒲24g（后下），青礞石30g（先煎），合欢皮30g，当归30g，益母草30g，香附30g，穿山甲6g（先煎），陈皮24g，山药30g，牛膝30g，鸡内金30g，炒白术20g，夏枯草30g，火麻仁20g。7剂，日1剂，水煎取汁，3次分服。

按语

患者长期失眠，多方治疗效果不佳，"顽疾多瘀血"，患者平素情绪不畅，急躁易怒，气滞血瘀，胸中瘀血阻滞，不通则痛，故时有胸痛；血行不畅，心失所养，故不寐。《医林改错》曰"夜不能睡，用安神养血药治之不效者，此方（注：血府逐瘀汤）若神"，故从瘀论治，方中丹参、赤芍、红花、三七粉、当归、益母草等活血化瘀，川芎、香附等疏肝理气。韩老治疗妇女围绝经期综合征之失眠烦躁善用石菖蒲、青礞石。石菖蒲醒神益智，化湿和胃，开窍豁痰，主治脘痞不饥，噤口下痢，神昏癫痫，健忘耳聋等。《本经》云："开心孔，补五脏，通九窍，明耳目，出音声……久服轻身，不忘，不迷惑，延年。"青礞石有坠痰下气、平肝镇惊的作用。两药合用治疗更年期妇女肝郁急躁，健忘纳差、眠差。

（董秀敏）

盗汗

张某，男，38岁。初诊：2016年12月27日。

盗汗1个月余。患者自诉1个月前无明显诱因出现夜间汗出明显，醒后自止，纳眠差，多梦，腰膝酸软，足后跟疼痛，偶有头晕，畏寒怕冷，四肢不温，夜尿2~3次，大便溏薄，日行3次。舌质淡，苔白，脉沉细。既往高血压病史；饮酒5~8两/日；不吸烟。

中医诊断：盗汗（脾肾阳虚证）。

西医诊断：植物神经功能紊乱。

方药：太子参30g，炒白术30g，茯苓30g，山药30g，鹿角胶6g（烊化兑服），巴戟天30g，菟丝子30g（包煎），生杜仲30g，山茱萸30g，熟地黄20g，枸杞子30g，何首乌10g，黄精30g，麦冬30g，牛膝30g，五味子18g，五加皮30g，炒酸枣仁30g，车前子30g（包煎），天麻30g，沉香12g（后下），鸡内金30g，陈皮24g。7剂，水煎取汁，分早中晚温服。嘱调整作息，减少饮酒。

二诊：2017年1月5日。患者自诉夜间盗汗较前缓解，双下肢酸懒减轻，头皮出油多，小便黄，大便1~2次，腹胀，纳眠尚可。舌淡，苔厚，脉沉细。调方：原方加厚朴24g，龙胆草24g，金钱草30g。7剂，水煎取汁，日

1剂。嘱规律作息，减少饮酒，加强锻炼。

三诊：2017年1月19日。患者自诉无盗汗，下肢酸懒减轻，腹胀减轻，二便调，纳眠可。舌淡，苔略厚，脉沉细。守上方7剂，日1剂，水煎取汁，分早中晚温服。嘱调情志，减少饮酒，加强体育锻炼。

按语

盗汗是由于阴阳失调，腠理不固，而致汗液外泄失常的病证，主要表现为寐中汗出，醒来自止。古今医家多认为本病主要责之于"阴虚""血虚"。但韩老认为盗汗也可责之阳虚。患者畏寒怕冷，四肢不温，大便溏薄，明显是有阳虚表现。方中太子参、炒白术、茯苓、山药、陈皮健脾益气，辅以鸡内金运脾消食；鹿角胶、巴戟天、菟丝子、生杜仲、五加皮补肾助阳；沉香温肾纳气；山茱萸、熟地黄、枸杞子、何首乌、黄精、麦冬、五味子滋补肾阴；患者既往高血压病史，偶有头晕，予牛膝引气血下行，天麻平肝潜阳；炒酸枣仁养心安神；车前子利水通淋。

对于治疗阳虚盗汗宜阴中求阳。张景岳云："善补阳者，必于阴中求阳，则阳得阴助而生化无穷；善补阴者，必从阳中求阴，则阴得阳升而源泉不竭。"五脏六腑之病，穷必及肾。阳虚盗汗，为阴阳两伤，必损及肾，肾藏真阴，又寓真阳，为水火之源。治肾之要，重在阴阳互调，水火共济。治此证，因其阳气虚衰于前，肾阴受损于后，肾阳不足，开阖失司，故当先拟助阳散寒之剂，尔后再以柔剂阳药，如巴戟天、菟丝子，配柔肝滋阴药（熟地黄、山茱萸、麦冬、五味子等）于温阳益气方中，取阴中求阳之意，使阳生阴长，阳气充盛，汗孔开阖复常，则汗证自愈。此外，也有精血亏损，阳虽虚而阴不足者，因不耐桂附之刚燥，也可取柔和之阳药为主方，配以柔润滋阴之品，或稍佐以敛汗之药，取其温养命火、扶阳配阴之效，此亦为去刚用柔之变法，收效稳妥。

（董秀敏）

点评

韩老认为学生对这份病例的分析很到位。盗汗并非仅仅是"阴虚""血虚"

的表现，也存在"阳虚"的情况。因此治疗上也并非只有滋阴清热、收涩敛汗之法，对于阳虚盗汗的患者，结合其畏寒肢冷、舌质淡、苔白、脉沉细等阳虚症状，适时予以温阳之品。

韩老认为在治疗过程中需要辨明在阴、在阳、在气、在血之所在，分别予以滋阴降火、补肾温阳、健脾益气和活血化瘀之法，这些是治本之法。盗汗作为汗证的一种，基本病机是腠理不固，津液外泄，在治疗中亦需要标本兼顾，故而方中需要佐以五味子、麻黄根、浮小麦、牡蛎等治标之品，以增强止汗的功能。

汗为心之液，由精气化生，不可过泄。盗汗若单独出现，一般预后良好，经过治疗大多可以在短期内治愈或好转。若伴见于其他疾病，则往往病情较重，治疗时应针对原发疾病，待原发疾病好转、痊愈，盗汗才能减轻或消失。医者当内心明了，亦向患者及其家属交代清楚，避免患者焦虑，家人担心，以及不必要的医疗纠纷。

胃痛

医案一

刘某，女，57岁。初诊：2012年8月28日。

胃脘部疼痛1个月余。患者胃脘部隐痛，纳差，腰酸乏力，眠差，咽喉部不舒，慢性咽炎病史，时有头晕，查体：腹软，无明显压痛，双下肢无水肿。舌质淡红，苔白，脉沉。

中医诊断：胃脘痛（脾气虚证）。

方药：太子参15g，炒白术10g，山药10g，茯苓10g，鸡内金10g，莱菔子10g（包煎），山楂10g，麦芽15g，连翘10g，知母10g，黄柏6g，熟地黄10g，牛膝10g，枸杞子10g，菊花10g，红花10g，天麻10g，生杜仲10g，陈皮12g，五味子6g，炒酸枣仁10g，远志6g，当归10g。5剂，日1剂，水煎取汁，日2次。

二诊：2012年9月4日。纳食可，胃脘痛减轻，咽部不适，咳嗽无痰。

原方去黄柏、熟地黄，加板蓝根30g，麦冬10g，生大黄6g（后下），芒硝3g（后下）。5剂，日1剂。

按语

脾气虚弱则运化无权，可见纳食不化，口淡无味。脾之升清作用减弱，影响胃的降浊，而致升清降浊失司，上可见头目眩晕，中可见脘腹胀闷，下可见便溏泄泻。脾失健运，水谷精微不足，生化气血无源，故气血不足，腰酸乏力。治则健运脾胃，药以太子参、白术、山药、茯苓健脾利湿，鸡内金、莱菔子、山楂、麦芽消食和胃，牛膝、枸杞子、熟地黄益肾强腰膝，炒酸枣仁、远志安神助眠。患者脾胃亏虚为本，脾虚日久，气血生化乏源，后天无以养先天，故本案亦见肾虚诸证，韩老以熟地黄、牛膝、枸杞子、生杜仲、五味子等补肾填精，脾肾同治。

（韩丽霞）

医案二

安某，女，58岁。初诊：2012年2月2日。

胃脘胀痛1周余。患者近来胃脘胀痛，连及两肋，生气后加重，善太息，纳差，夜寐不安，大便干。子宫切除10余年。舌苔薄白，脉弦滑。

辅助检查：①肝胆胰脾肾彩超未见明显异常；②肝胆CT：肝内低密度灶。

中医诊断：胃脘痛（肝胃气滞证）。

方药：板蓝根20g，佛手20g，金银花30g，鸡内金30g，沉香14g（后下），茯苓15g，炒白术18g，夏枯草20g，丹参15g，炒酸枣仁20g，葛根18g，生黄芪20g，太子参20g，龙胆草25g，草豆蔻20g（后下），陈皮15g，山药20g，当归30g，红花25g（包煎），芒硝6g（后下），生大黄6g（后下），延胡索10g，白屈菜18g，干姜20g。7剂，日1剂，水煎取汁，3次分服。

二诊：2012年2月9日。胃脘痛好转，大便干，难排，偶有腿疼，守原方加天麻20g，调芒硝8g（后下），生大黄9g（后下）。7剂，水煎服。

服药后，患者胃脘痛明显减轻，周身情况良好，停药，建议平素调畅情志。

按语

胃阳主气，脾阴主血，胃司受纳，脾司运化，一纳一运，化生精气，津液上升，糟粕下降，斯无疾矣。患者气郁恼怒则伤肝，肝气失于疏泄条达，横犯脾胃，气机不畅，故气滞而胃脘疼痛。治以调肝行气和胃。本案在疏肝和胃之余，佐以大黄、芒硝等通腑之品，以辅助气机通畅。

（王晴）

医案三

王某，女，17岁。初诊：2012年2月25日。

患者胃痛半个月来诊。近来胃痛隐隐，喜温喜按，空腹痛甚，得食痛减，纳差，神疲乏力，大便溏薄，平素喜食辛辣，饮冷。舌淡苔白，脉虚弱。腹部彩超及腹部CT均未见明显异常。

中医诊断：胃脘痛（脾胃虚寒证）。

方药：板蓝根30g，鸡内金20g，茯苓15g，炒白术15g，夏枯草20g，龙胆草30g，炒酸枣仁20g，草豆蔻20g（后下），葛根20g，枳壳20g，陈皮15g，山药20g，北沙参20g，厚朴20g，延胡索10g，白屈菜12g，紫花地丁25g，黄柏25g，车前草20g，半边莲20g，火麻仁15g（先煎），木香18g（后下）。7剂，日1剂，水煎取汁，3次分服。

二诊：2012年3月3日。阵发胃痛，大便稀。调方：上方去火麻仁，加当归20g，红花20g（包煎）。4剂，水煎服。

按语

患者喜食辛辣，饮冷，逐渐损及脾胃，脾气先虚，渐而波及脾阳，导致胃失濡养。脾胃亏虚，气血生化乏源，胃失濡养，不荣则痛。

（王晴）

医案四

柳某，女，34岁。初诊：2018年2月22日。

胃痛1周。患者患有胆囊结石多年，春节期间进食油腻食物后出现胃痛，疼痛呈阵发性隐痛，无恶心呕吐，无反酸烧心，偶有右胁部不适，纳少，口干，外感后咳嗽未愈，腰腿酸软不适，大便不成形。舌淡苔薄白，脉弦。

辅助检查：①腹部CT：胆囊结石；②腹部彩超：胆囊结石1.4cm×0.7cm。

中医诊断：胃脘痛（肝胃不和证）。

西医诊断：胆囊结石。

方药：柴胡12g，板蓝根30g，白芍20g，赤芍20g，生大黄6g（后下），郁金30g，鸡内金30g，黄芪20g，金钱草30g，枳实24g，太子参30g，炒白术20g，茯苓30g，山药30g，陈皮24g，夏枯草30g，延胡索10g，沉香24g（后下），金银花30g，防风30g（后下），白及30g，紫苏子30g（包煎），炙麻黄5g，细辛3g（后下），丹参20g。7剂，日1剂，水煎取汁，日3次分服。

二诊：2018年3月1日。患者诉胃痛稍有好转，无明显胁痛，咽痒、干咳睡前明显，二便调。处方：中药上方加川贝母粉8g（单冲）。7剂，日1剂，水煎取汁，日3次分服。

按语

胃痛治法以理气和胃止痛为基本原则，但须审证求因，审因论治。该患者久患胆囊结石，阻滞肝胆气机，肝气郁结横逆犯胃，致肝胃气滞出现胃痛症状。治宜疏肝和胃，理气止痛。方中柴胡、白芍、赤芍、枳实、丹参气血双调，使肝体得养，肝用自如，气血调畅；郁金疏肝解郁；延胡索理气止痛；金钱草溶石排石；陈皮、山药、白术、太子参、鸡内金调理脾胃，肝胃和则愈。

（韩雪莹）

医案五

姚某，男，43岁。初诊：2015年12月29日。

胃脘部疼痛半年余。半年来胃脘部疼痛间断发作，疼痛为隐痛，纳食不香，夜间皮肤瘙痒，时有咳嗽，腰疼，乏力，无足跟及脚心痛。糜烂性胃炎病史。高甘油三酯血症。舌胖大，色暗红，苔白腻水润，脉沉。

查体：双下肢水肿阳性（+），皮肤划痕症阳性（+）。

辅助检查：①彩超：双下肢动脉粥样硬化；②胸片：双肺纹理增强。

中医诊断：胃脘痛（脾肾阳虚证）。

西医诊断：胃炎。

方药：生杜仲30g，海风藤30g，黄芪30g，续断20g，生薏苡仁30g，桑寄生30g，独活30g，羌活20g，牛膝30g，千年健30g，天麻30g，鸡血藤30g，狗脊20g，紫苏子30g，川贝母粉6g（单冲），茯苓30g，陈皮18g，山药30g，白屈菜10g，地龙30g，何首乌30g。7剂，日1剂，分早中晚温服。

二诊：2016年1月5日。服药后自觉症状缓解，胃脘疼痛缓解，腰痛减轻，纳可，无皮肤瘙痒。舌红苔薄脉滑。调方：原方去续断、独活、桑寄生、狗脊，加木香18g（后下），沉香12g（后下）。7剂，日1剂。

按语

韩老调理脾胃常用山药、陈皮的对药，山药健益脾肾，陈皮行气健脾，两药补而不滞。治疗肾气亏虚腰痛，韩老常用使用黄芪、杜仲、桑寄生、续断、牛膝相伍，取其补气固卫、补肝肾、强筋骨之效。脾与肾，脾为后天之本，主运化，布精微，化水湿，有赖命火之温煦。肾为先天之本，温养脏腑组织，气化水液，须靠脾精供养，两脏相互资生。脾主运化水谷精微到四肢百骸，脾气不足，运化不利，肌肉失其濡养，故痿软不用。肾主骨，肾气不足或肾阳、肾阴亏虚，腰膝酸软，足跟疼痛。脾肾同治，健益后天，补养先天。

（董秀敏）

医案六

黎某，女，52岁。初诊：2016年6月28日。

胃脘部疼痛半月余。患者来京务工月余，于半个月前出现胃脘部疼痛，自觉胸骨后灼热，于外院就诊查胃镜示糜烂性胃炎伴胆汁反流。今日患者来诊自诉胃脘部隐痛，嘈杂，反酸，口干口苦，口中吐咸水，夜间明显，无法入睡，急躁，盗汗，腰酸腰痛。胆囊切除术后3年，慢性胃炎病史。查体：剑突下压痛。舌质淡红，粗糙，苔厚黄腻，脉滑数。

中医诊断：胃脘痛（胃热炽盛证）。

西医诊断：胃炎。

方药：太子参30g，山药30g，炒白术20g，茯苓30g，鸡内金30g，莱菔子30g（包煎），焦麦芽30g，焦神曲30g，连翘30g，醋延胡索10g，海螵蛸30g，白芍20g，乌药20g，沉香12g（后下），白屈菜10g，蒲公英30g，甘草12g，炒酸枣仁30g，五味子18g，百合10g，天麻30g，牛膝30g，白芷18g。7剂，日1剂。

调整饮食，少食辛辣刺激之品，调整情志，勿急躁恼怒。

二诊：2016年7月5日。患者诉口中吐咸水好转，仍口中不舒，纳食不香，后背及胃脘部不舒。现可以入睡，仍有盗汗。舌粗糙无华，苔厚，脉滑数。调方：原方去焦麦芽、焦神曲，加陈皮18g，龙胆草24g，北沙参30g，夏枯草30g，黄芪30g，五加皮30g。中药7剂，冲服。

三诊：2016年7月12日。患者诉胃中灼热缓解，能入睡，无反酸，略口苦，咽部不适，胃中嘈杂。舌红苔薄脉滑数。调方：陈皮18g，大腹皮30g，太子参30g，山药30g，龙胆草24g，夏枯草30g，玄参30g，茯苓30g，生黄芪30g，鸡内金30g，五加皮30g，海螵蛸30g，沉香12g（后下），白屈菜10g，蒲公英30g，甘草12g，炒酸枣仁30g，五味子20g，百合10g，牛膝30g。7剂，日1剂。

按语

胃痛，又称胃脘痛，多由外感寒邪、饮食所伤、情志不遂等病因引发，起病之初多为单一病因，病变单纯；日久则多种病因相互作用，病情复杂。胃为阳土，喜润恶燥，为五脏六腑之大源，多气多血之腑，主受纳腐熟水谷，其气以和降为顺。《素问·保命全行论》记载"土得木而达"，脾胃受纳运化，中焦气机升降与肝的疏泄密切相关。脾与胃相表里，脾气主升，胃气主降，胃之受纳腐熟赖脾之运化升清，胃为阳土，其病多实；脾属阴土，其病多虚。脾气健运与否，在胃痛发病过程中起重要作用。胃痛预后一般较好，实证治疗较易，邪气去则胃气安；虚实夹杂，或正虚邪实，则治疗难度较大，且经常反复发作。若影响进食，化源不足，则正气日衰，形体消瘦。对胃脘痛患者要重视精神和饮食方面的调摄，保持精神愉快，性格开朗，劳逸结合，切忌暴饮暴食。

（董秀敏）

医案七

王某，女，61岁。初诊：2016年11月22日。

胃痛间断发作半年余。患者自诉胃病史，近半年时有胃脘部隐痛，呃逆，纳差，口干，急躁，眠差，大便日行2次。焦虑症数年。舌质暗，苔黄，脉弦。

辅助检查：①腹部CT：胃幽门壁增厚；②快速血糖：5.7mmol/L。
中医诊断：胃脘痛（肝胃不和证）。
西医诊断：胃炎。
方药：党参20g，炒白术20g，茯苓30g，生薏苡仁30g，五味子18g，炒酸枣仁30g，百合10g，黄芪30g，五加皮30g，麦冬30g，天麻30g，牛膝30g，石菖蒲24g（后下），青礞石30g（先煎），太子参30g，鸡内金30g，陈皮18g，夏枯草30g，沉香15g（后下），醋延胡索10g。5剂，日1剂，分早晚服。

二诊：2016年12月1日。患者诉胃脘部疼痛间断发作，仍呃逆，手指麻木，睡眠可。舌暗苔厚脉弦。处方：原方加海螵蛸30g，白屈菜10g。7剂。水煎取汁，日1剂。

按语

  胃痛的发生主要由于外邪犯胃、饮食伤胃、情志不畅和脾胃素虚等导致胃气郁滞，胃失和降，不通则痛。胃痛的病变部位在胃，但与肝、脾密切相关。肝与胃是相克关系，脾胃同居中焦，互为表里，共主升降。情志不畅所致胃痛，忧思恼怒，伤肝损脾，肝失疏泄，横逆犯胃，脾失健运，胃气阻滞，均致胃失和降，而发胃痛。治疗以理气和胃止痛为主，重在疏肝理气，活血止痛。胃痛为临床常见症状，可合并其他疾病，治疗上以健脾调中为法，脾与胃关系密切，脾主升清，胃主降浊，脾以升为顺，胃以降为和，胃失和降，膈间气机不利，逆气上冲喉间，致呃逆；脾失健运，脾不升清，胃失降浊，不通则痛，则为胃痛。胃痛日久，以致痰瘀互结，虚实夹杂为病。

（董秀敏）

医案八

  刘某，女，77岁。初诊：2018年1月2日。

  胃脘痛间断发作1个月余。患者于1个月前出现胃脘痛，在我院脾胃病科住院十余日，诊断为胃痛、胆石症。经治疗略有好转后出院，现自觉仍胃脘部胀满不适，胃脘部隐痛，呃逆，纳差，口干，心悸，气短，急躁，眠差，大便日行2次。胆囊结石病史。舌暗，苔薄，脉弦。

  辅助检查：①心脏彩超：主动脉轻度反流，左室舒张功能减低；②颈部彩超未见异常；③腹部彩超：脂肪肝，胆囊结石0.8cm×0.5cm，右肾囊肿1.6cm×0.4cm。

  中医诊断：胃痛病（肝胃不和证）。

  西医诊断：①慢性胃炎；②胆囊结石。

  方药：鸡内金30g，郁金30g，金钱草30g，柴胡12g，板蓝根30g，赤芍30g，白芍30g，生大黄6g（后下），黄芩10g，枳实12g，沉香15g（后下），延胡索10g，陈皮12g，山药30g，厚朴24g，白屈菜10g，丹参20g，三七粉8g（单冲），降香18g（后下），五味子18g，炒酸枣仁30g，淡附片6g（先煎），葶苈子10g（包煎），茯苓10g。7剂，日1剂，水煎服。

二诊：2018 年 1 月 9 日。患者右上腹疼痛较前缓解，口干好转，肩背痛好转，时有恶心，胃满不舒，出汗多，大便次数多。舌暗苔薄脉弦。处方：同前。嘱柔软温和饮食。

三诊：2018 年 1 月 23 日。患者胃痛，口干，两胁疼痛，遇冷加重，白带多，手麻，眼分泌物多。每天睡眠 2~3 小时。处方：同前。嘱调节饮食，控制情绪。

按语

腑以通为顺，大柴胡汤和解与通下并用，和解少阳，泻下热结。《金匮要略·腹满寒疝宿食病脉证》云："按之心下满痛者，此为实也，当下之，宜大柴胡汤。"患者胃脘痛，疼痛性质痞硬和满痛，可知内有实邪，实者当下之。胆属少阳，行于身体两胁，脘腹属阳明，故邪在少阳阳明，病虽在里，而连及于表，宜大柴胡两解表里，以攻下为主。胃脘痛常伴胁肋部胀满，此病变在胃，与情绪有关，有称之为"肝胃气"；也有由胃及脾，由气及血，脾运不健可出现便溏，或由硬变溏症状；脾胃不健，水湿失化，也可兼夹湿、食、痰等郁证，可见该病与肝、脾、胃相关，多虚实夹杂。慢性胃炎患者在治疗疾病的同时应做到情绪愉快及饮食适宜，此两因素既是致病因素，又是复发的诱因。饮食失宜之害，在于辛辣、生冷、油腻、硬物直接损伤胃黏膜；情绪过激之害在于降低机体本身功能，影响其抗病抑菌及自身修复功能。

（董秀敏）

痞满

医案一

石某，女，62 岁。初诊：2016 年 6 月 25 日。

胃脘部痞满不适伴反酸 1 个月余。患者于 1 个月前出现胃脘部不适，纳食不消，自觉胃部痞满，夜间反酸严重，起夜排便后得舒。平素腰痛，下肢关节痛，两足跟痛。今日来诊，诉胃脘不适，反酸，纳差，眠差，急躁，心中烦乱，大便黏。2型糖尿病病史。舌质胖大，暗红，苔白，脉细数。

中医诊断： 痞满（脾胃气虚证）。

方药： 黄芪30g，太子参30g，石斛30g（先煎），三七粉8g（单冲），鸡内金30g，莪术20g，厚朴24g，枳壳12g，白花蛇舌草30g，甘草9g，陈皮18g，山药30g，山茱萸30g，何首乌30g，熟地黄20g，盐杜仲30g，鹿角胶6g（烊化兑服），菟丝子30g（包煎），牛膝30g，醋延胡索10g，玄明粉6g（单冲）。7剂，日1剂，水煎服。

二诊： 2016年7月2日。患者自觉症状均有减轻，仍双下肢酸懒，关节疼痛，睡眠可，舌质红，苔白腻。腹部肝胆脾CT：肝内低密度灶。处方：原方加五加皮30g，麦冬30g，天麻30g，龙胆草24g。中药7剂，日1剂，水煎服。

三诊： 2016年7月12日。患者诉反酸缓解，纳食可，无痞满，大便畅，自觉体重增加，睡眠好，时有急躁。处方：守上方7剂。

按语

痞满以心下痞塞、满闷不舒、触之无形、按之柔软、压之无痛、外无胀大之形为临床特点，病位在胃脘，病因涉及热、食、湿、痰、气、虚等。其病机有虚实之异，且虚实夹杂。病变脏腑在脾胃，以中焦脾胃气机不利、升降失和为基本病机。治疗时，应遵循虚者补之，实则泻之的原则。

痞满辨证要辨邪之有无，虚实寒热。有邪者为实，无邪者为虚。伤寒表邪未解，邪气内陷，阻遏中焦；食饮无度，积谷难消，阻滞胃脘；情志不畅，气机瘀滞，升降失调，均为实痞。脾胃气虚，运化无力，痞满时减，食少，喜揉喜按者为虚痞。痞满急迫，渴喜冷饮，苔黄，脉数者为热；痞满绵绵，得热则舒，口淡不渴，苔白，脉沉者属寒。

根据患者兼证，腰痛、足跟痛等考虑患者肾气亏虚，故治疗应在虚者补之，实则泻之的原则上，兼顾补益肾经。胃痞多为慢性过程，常反复发作，经久不愈，应长期坚持治疗。若久病失治或治疗不当，常病情迁延，发展为胃痛、鼓胀等。治法应以调理脾胃、理气消痞为本，遵循虚则补之、实则泻之的原则。

（董秀敏）

医案二

陈某，女，48岁。初诊：2012年2月18日。

患者生气后脘腹不舒，胁肋胀满，自觉嗳气后症状减轻，时作太息，急躁易怒，纳差，大便干。平素腰腿疼。肝胆胰脾肾彩超未见明显异常。苔薄白，脉弦。

中医诊断： 痞满（肝郁气滞证）。

方药： 当归30g，红花30g（包煎），益母草30g，炒杜仲30g，天麻30g，佛手20g，鸡内金30g，龟甲20g（先煎），沉香14g（后下），茯苓25g，白芍20g，夏枯草25g，丹参15g，炒酸枣仁30g，葛根30g，生黄芪20g，太子参20g，百合30g，白芷30g，陈皮15g，山药25g，延胡索10g，白屈菜12g，芒硝6g（后下），车前草20g，半边莲20g。7剂，日1剂，水煎取汁，3次分服。

二诊：2012年2月25日。腹胀好转，腰疼，二便调。调方：炒杜仲30g，天麻30g，当归30g，红花30g（包煎），龟甲30g（先煎），板蓝根30g，金银花30g，沉香14g（后下），穿山龙30g，茯苓25g，炒白术25g，夏枯草30g，丹参30g，炒酸枣仁30g，葛根30g，生黄芪30g，太子参25g，百合30g，白芷30g，陈皮20g，山药25g，芒硝6g（后下），生大黄6g（后下），延胡索10g，白屈菜18g，车前草30g，半边莲30g，紫花地丁30g。7剂，日1剂，水煎取汁，3次分服。

按语

患者发病诱因明确，因情志不畅而见脘腹不舒，属肝木横克脾土，肝郁则疏泄失调，故两胁胀痛，时作太息，急躁易怒。肝脾不和，胃气上逆，则纳差，嗳气，便干。韩老以降气、清肝、通腑为大法，辅以健脾益气，取得较好疗效。

（王晴）

医案三

寇某，男，63岁。初诊：2012年4月24日。

患者脘腹部痞塞不舒，胸膈满闷，头晕目眩，身重困倦，呕恶纳呆，口淡不渴，小便不利。舌苔白厚腻，脉沉滑。腹部彩超：前列腺增大。

中医诊断：痞满（痰湿中阻证）。

方药：天麻30g，板蓝根30g，鸡内金30g，木香18g（后下），茯苓30g，炒白术25g，夏枯草30g，金钱草30g，炒酸枣仁30g，葛根30g，生黄芪30g，陈皮20g，山药30g，芒硝9g（后下），紫花地丁30g，生大黄6g（后下），延胡索10g，白屈菜18g，车前草30g，半边莲30g，龙胆草30g。3剂，日1剂，水煎服。

二诊：2012年4月28日。腹胀好转，小便畅，调方去金钱草、芒硝、生大黄，加百合25g，白芷25g，佛手30g，北沙参20g。6剂，日1剂，水煎服。随访愈。

按语

《景岳全书·痞满》对本病的辨证颇为明晰："痞者，痞塞不开之谓；满者，胀满不行之谓。盖满则近胀，而痞则不必胀也。所以痞满一证，大有疑辨，则在虚实二字，凡有邪有滞而痞者，实痞也；无物无滞而痞者，虚痞也。有胀有痛而满者，实满也；无胀无痛而满者，虚满也。实痞、实满者可散可消；虚痞、虚满者，非大加温补不可。"本案属本虚标实，韩老攻补兼施，在燥湿化痰基础上，辅以通利大小便之法，给邪气以出路，同时补气健脾，如《内经》云"正气存内，邪不可干"。

（王晴）

呃逆

万某，女，63岁。初诊：2013年1月24日。

呃逆3天。呃逆频作，呃呃连声，声高洪亮。胃脘部隐痛，纳差。腰酸乏力，眠差。眼干涩，视物昏花。查体：腹软，无明显压痛，双下肢无水肿。舌质红，苔黄，脉弦数。

中医诊断：呃逆（肝胃不和证）。

方药：板蓝根30g，金银花30，鸡内金10g，木香10g（后下），白芍25g，炒白术10g，山药10g，茯苓10g，夏枯草30g，白芷30g，百合30g，玉竹30g，紫苏梗10g，生黄芪30g，甘草25g，橘红30g，延胡索10g，陈皮12g，山药25g，白屈菜18g，桔梗30g，防风25g（后下），川楝子6g。2剂，日1剂，水煎取汁，分3次温服。

二诊：2013年1月26日。自觉呃逆好转，纳食可，胃脘痛减轻，腹胀。原方加焦三仙各30g。3剂。

三诊：2013年1月29日。呃逆减少，无腹胀，大便日行2次。视物较前清晰，眼干涩缓解。原方加石斛30g（先煎）。7剂。

四诊：2013年2月26日。呃逆减轻，胃纳可，大便调，眼干好转。

按语

呃分虚实，呃声时断时续，呃声低长，气出无力，脉虚弱者，多为虚证；呃逆初起，呃声响亮，声频有力，连续发作，脉实者，多属实证。本案属实，呃逆与肝脾密切相关，肝主疏泄，肝气旺克脾土，脾气虚弱则运化无权，脾之升清作用减弱，影响胃的降浊，而致升清降浊失司，可见呃逆、胃痛、脘腹胀闷等症状。肝开窍于目，肝阳亢盛，肝阴不足，症见两目干涩，视物昏花。故韩老治以平肝阳，清肝热，健脾益胃，药用板蓝根、川楝子、夏枯草、紫苏梗等清热疏肝之品，同时加以炒白术、山药、茯苓、黄芪等药健脾益气。

（韩丽霞）

腹痛

医案一

段某，女，61岁。初诊：2012年2月7日。

阵发右上腹胀痛2天。患者数天前暴饮暴食后出现脘腹胀痛，右上腹较重，嗳腐吞酸，厌食，大便秘结，眩晕。肝胆胰脾肾彩超未见明显异常。舌苔厚，脉滑。高血压多年。

中医诊断：腹痛（饮食停滞证）。

方药：板蓝根30g，佛手25g，鸡内金30g，木香18g（后下），白芍20g，茯苓25g，炒杜仲30g，天麻30g，夏枯草30g，炒酸枣仁30g，丹参15g，陈皮15g，芒硝6g（后下），生大黄6g（后下），延胡索10g，白屈菜16g，川楝子6g，干姜25g，黄连15g。4剂，日1剂，水煎取汁，3次分服。

二诊：2012年2月11日。腹胀痛好转，大便不畅。调方：上方去干姜，加龙胆草25g，芒硝9g（后下）。3剂，日1剂，水煎服。随访愈。

按语

腹痛应与胃痛仔细辨别。胃处腹中，与肠相连，因此腹痛常伴有胃痛的症状，而胃痛有时也有腹痛的表现，需鉴别。胃痛部位在心下胃脘之处，常伴有恶心、嗳气等胃病症状；腹痛部位在胃脘以下，多伴有便秘、泄泻等症状。如两症同时出现时，须辨明主证与兼证。本病腹痛兼有便秘，为腑气不通，饮食停滞胃肠，韩老以通下为大法，恢复胃肠和降。本案腹痛伴眩晕，为腑气不降，上逆则眩。《内经》云："诸风掉眩，皆属于肝。"韩老标本兼治，在通腑治本的同时，兼用天麻、夏枯草之品清肝止眩。

（王晴）

医案二

崔某，女，32岁。初诊：2017年1月26日。

右上腹疼痛不适1周。患者右上腹胀痛，可向右后肩胛部放射，口苦咽干，面色暗沉，纳眠差，厌食油腻，二便调。舌暗红，苔薄白，脉弦细。月经不调，经行腹痛病史。

中医诊断：腹痛（气滞血瘀证）。

方药：牡丹皮30g，党参20g，甘草12g，川芎12g，牛膝30g，肉桂3g，桃仁 30g，红花 20g（包煎），穿山甲 6g（先煎），赤芍 20g，乌药 20g，丹参 20g，当归 30g，茯苓 30g，泽泻 30g，车前子 30g（包煎），炒白术 20g，夏枯草 30g，黄芪 30g，百合 10g，炒酸枣仁 30g，五味子 18g，葛根 30g，白芷 12g，太子参 30g，山药 30g。7剂，日1剂，水煎取汁，早晚温服。

二诊：2017年2月3月。患者诉右上腹痛减轻，纳眠尚可，腰酸怕冷，手麻，原方加麦冬 30g，防风 30g（后下），天麻 30g。5剂，日1剂，分2次服。

按语

"不通则痛"，气滞致肝失疏泄，脾运化失常，见右上腹胀痛，口苦咽干，纳差；气助血行，气滞则血脉受阻，血瘀则痛，见经行腹痛；血不能上荣清窍，见面色暗沉，失眠多梦。治则理气行血止痛，方用川芎、牡丹皮理气，党参、炒白术、茯苓益气健脾，桃仁、红花、赤芍、丹参、当归活血行血，山药、五味子补肾，炒酸枣仁助眠，共奏理气行血止痛之功。

（韩雪莹）

医案三

唐某，女，29岁。初诊：2018年11月1日。

腹痛间断发作2日。患者于2日前突发剧烈腹痛，于协和医院就诊，自诉自2017年11月始，近一年时间，共计腹痛4次，每次疼痛剧烈，均就诊于急诊。平素腹部胀满，有气乱窜，每日下午六时许，肚脐下疼痛，自觉腹部发凉，痛时腹部硬，以左侧为主。大便2~3天一次。舌质暗红，苔薄少，脉紧。平素月经量少，无痛经史。孕2产1；去年秋季曾流产一次。既往有结节性红斑病史和胆囊结石病史。

辅助检查：①腹部CT：胆囊结石 1.3cm，盆腔积液 1.6cm；②其他：血常规、尿常规正常。

中医诊断：腹痛（气滞血瘀证）。

西医诊断：①腹痛待查；②胆囊结石。

方药：金钱草 30g，郁金 20g，鸡内金 20g，赤芍 20g，白芍 20g，益智仁 15g，五味子 18g，丹参 20g，陈皮 24g，山药 30g，炒白术 20g，夏枯草 30g，火麻仁 20g（先煎），黄芪 30g，地榆 20g，黄连 9g，天麻 30g，延胡索 10g，白屈菜 10g，当归 30g，红花 30g（包煎），益母草 30g，穿山甲 6g（先煎）。7 剂，日 1 剂，水煎取汁，分早晚服。

二诊：2018 年 11 月 17 日。诉服药后仍腹痛，纳食可，无发热，排尿正常，大便干。舌暗苔薄脉弦。腹部 CT：胆囊结石，胆囊炎，副脾，盆腔少量积液。调方：牛膝 30g，金钱草 45g，郁金 30g，穿山甲 6g（先煎），鸡内金 30g，赤芍 20g，白芍 20g，益智仁 15g，五味子 20g，丹参 30g，陈皮 30g，山药 30g，炒白术 20g，夏枯草 30g，火麻仁 20g（先煎），黄芪 30g，黄连 9g，天麻 30g，龟甲 30g（先煎），当归 30g，红花 30g（包煎），益母草 30g。7 剂，日 1 剂，水煎服。

三诊：2018 年 11 月 24 日。疼痛缓解，纳可，无发热，二便调。舌暗苔薄脉弦。处方：守上方 7 剂。

按语

腹痛辨证从寒、热、虚、实、气、血几方面入手，常相互联系，相兼为病。寒邪客久，郁而化热，可致郁热内结；气滞作痛，血行不畅，可成瘀血内阻；寒热并见，虚实夹杂，气滞血瘀。辨腹痛的性质，若腹痛拘急，疼痛暴作，遇冷加剧，则为寒痛；腹痛急迫，自觉灼热，腹胀便秘，得凉痛减，为热痛；腹痛胀满，时轻时重，矢气后减，为气滞痛；腹部刺痛，痛处不移，夜间剧烈，为血瘀痛；脘腹胀满，嗳气频作，痛甚欲便，便后缓解，为伤食痛；痛势急剧，痛时拒按，为实痛；痛势绵绵，喜按喜揉，时缓时急，为虚痛。痛有"不荣则痛，不通则痛"。气虚、血虚，阴虚、阳虚均会导致脏腑失养，不荣则痛。饮食不节，外感六淫，情志失调，以及虫积、跌仆所致气机不利，气血经络运行不畅，不通则痛。寒邪所致疼痛，因寒性凝滞，寒主收引，故《素问·痹论》云："痛者，寒气多也，有寒故痛也。"《素问·举痛论》云："寒则气收……寒气客于脉外则脉寒，脉寒则缩踡，缩踡则脉绌急，绌急则外应小络，故卒然而痛……寒气客于肠胃之间，膜原之下，血不得散，小络急引故痛。"寒邪所致疼痛，一为外感寒邪，寒凝气滞，经络受阻而痛；二为素体脾阳不振，或过服凉药，损伤脾阳，寒湿内停，渐至脾阳衰惫，气血不足，不能温养脏腑，而腹痛，或久病肾阳不足，肾失温煦，脏腑虚寒，腹痛日久，迁延不愈，如《诸病源候论·久腹痛》云："久腹痛者，脏腑虚而有寒，客于腹内，连滞不歇，发作有时。发则肠鸣而腹绞痛，谓之寒中。"腹痛可有多种病因引起，且相互兼杂，互为因果，共同致病。在辨证时，需根据寒热之轻重，虚实之多少，气血之深浅进行论治。实则泻之，虚则补之，热者寒之，寒者热之，滞者通之，瘀者散之。腹以通为顺，以降为和，在审证求因的基础上，结合通法，使病因得除，腑气得通，腹痛自止。

正气足者，预后良好；正气不足，身体日渐羸瘦者难治。腹痛暴急，伴有大汗淋漓，四肢厥冷，脉微欲绝有虚脱之象者，应积极抢救。寒痛者注意保暖，虚痛者应进食易消化之物，热痛者应忌肥甘厚味、醇酒辛辣，食积者应注意节制饮食，气滞者应调情志以保持心情舒畅。

（董秀敏）

便秘

医案一

姜某，女，27岁。初诊：2012年1月10日。

大便干结难排10年余。病之初起3~4日一次大便，未予重视；现1周排便一次，大便干结难下，需服通便药物才可。头晕多寐，纳差，乏力，面色苍白。舌质淡，苔白，脉细。

中医诊断： 便秘（气血亏虚，血虚便秘）。

西医诊断： 便秘。

方药： 当归30g，红花20g（包煎），山茱萸20g，沉香14g（后下），炒白术30g，夏枯草30g，炒酸枣仁15g，葛根15g，生黄芪30g，枳壳20g，茯苓20g，金钱草20g，厚朴15g，山药15g，陈皮18g，黄连20g，白屈菜12g，火麻仁20g（先煎）。7剂，日1剂，水煎取汁，3次分服。

二诊：2012年1月17日。便秘好转，2日一次，便质干结好转，精神好转，续上方加天麻30g，龟甲20g（先煎），益母草20g，调火麻仁30g（先煎）。7剂，日1剂。

按语

便秘的病位主要在大肠，病机为大肠传导功能失常，同时与肺、脾、肾关系密切。便秘的治疗虽以通下为原则，但绝非单纯用泻下药。正如《景岳全书·杂证谟·秘结》云："盖阳结者邪有余，宜攻宜泻者也；阴结者正不足，宜补宜滋者也。知斯二者即秘结之纲领也。"本病属气血亏虚之虚秘，患者女性，以血为先天，虽气血均有耗伤，但阴血亏虚尤甚，故方中多用养阴之品。大便秘结多年，久病入络，前人所谓"旧血不去，新血不生"，故辅以活血养血之品。大便多日不下，每易郁而化火，佐以清热之剂。

（王晴）

医案二

马某，女，36岁。初诊：2017年3月15日。

便秘十余年。习惯性便秘，2~4日一行，量少臭秽，嗳腐吞酸，呃逆频频，口气较重，小便可，纳眠可，右胁下胀痛。舌红苔黄腻，脉实有力。胆囊结石病史多年。

中医诊断：便秘（胃肠实热证）。

西医诊断：便秘。

方药：枳实18g，板蓝根15g，生大黄6g（后下），白芍20g，赤芍20g，鸡内金30g，郁金30g，金钱草30g，白术20g，陈皮12g，山药30g，茯苓30g，火麻仁30g，桃仁30g，玄参30g，肉苁蓉30g，延胡索10g，沉香9g（后下），木香18g（后下），小茴香6g，没药6g，蒲黄6g（包煎），五灵脂30g（包煎），红花20g（包煎），当归30g，香附30g，牛膝30g，牡丹皮30g，乌药20g，丹参20g，川芎12g。7剂，日1剂，3次分服。

二诊：2017年3月21日。患者便秘好转，1~2日一行，呃逆、嗳气减轻，继用原方，7剂。

按语

《景岳全书·杂证谟·秘结》云："秘结证，凡属老人、虚人、阴脏人及产后、病后、多汗后，或小水过多，或亡血失血大吐大泻之后，多有病为燥结者，盖此非气血之亏，即津液之耗。凡此之类，皆需详查虚实，不可轻用芒硝、大黄、巴豆、牵牛、芫花、大戟等药，及承气、神芎等剂。虽今日暂得通快，而重虚其虚，以致根本日竭，则明日之结，必将更甚，愈无可用之药矣。"故治疗习惯性便秘，不可用峻下之品，以防伤正。现韩老辨证患者因脾胃不和所致便秘，当以健脾和胃而通便。患者内热炽盛，连及胆腑，在通腑泄热之余辅以利胆之品，如鸡内金、郁金、金钱草，患者便秘多年，由气及血，故在通腑之中寓以活血之法。

（韩雪莹）

医案三

果某，女，41岁。初诊：2016年5月5日。

便秘多年。患者诉便秘多年，大便2~3日一行，时有急躁，口干咽干，月经量少，经行乳腺胀痛，孕3产1。乳腺增生病史。舌体瘦，舌质红，苔薄白，脉弦细。

辅助检查：①腹部彩超：脂肪肝，子宫低回声结节；②快速血糖5.5mmol/L。

中医诊断：便秘病（肝肾阴虚证）。

西医诊断：便秘。

方药：火麻仁30g，黄芪30g，炒白术20g，柴胡12g，枳实18g，肉苁蓉20g，郁李仁30g，甘草12g，陈皮18g，山药30g，桃仁30g，玄参30g，当归30g，红花20g（包煎），益母草30g，香附30g，五加皮30g，麦冬30g，鳖甲20g（先煎）。7剂，日1剂，水煎取汁，分早中晚温服，调情志。

按语

本案证属肝肾阴虚、津亏血少。气、血、津液是人体生命活动的基础，津血同源，正如《灵枢》说："中焦……蒸津液，化其精微，上注于脉，乃化而为血。""营气者，泌其津液，注之于脉，化以为血。"该患者精亏与血少同时存在，表现出各种津伤化燥的症状。

便秘的病位在大肠，系大肠传导失常，但常与脾胃肺肝肾等功能失调相关。胃与肠相连，胃热炽盛，下传大肠，燔灼津液，大肠热盛，燥屎内结；脾主运化，若脾虚失运，糟粕内停，则大肠失传导之功；肺与大肠相表里，肺热肺燥，下移大肠，则肠燥津枯；肝主气机，若肝郁气滞，则腑气不通，气滞不行；肾司二便，若肾阴不足，则肠失濡养，便干不行，若肾阳不足，则大肠失于温煦，传运无力，大便不通。便秘虽属大肠传导失职，但与其他脏腑密切相关。故方中运用大量养阴润肠之品，补充津血，水来舟行。患者兼有气血郁结之象，故方中佐以补充气血且具软坚散结之品。

（董秀敏）

医案四

董某，女，78岁。初诊：2017年8月22日。

长期便秘。患者自诉长期便秘，大便多日不行，需服通便药排便，腹胀、气短、乏力、纳差、口干、夜寐不佳。舌质暗红，中裂纹，脉沉。既往糖尿病、高血压、陈旧性脑梗病史。

中医诊断：便秘（气虚便秘）。

西医诊断：便秘。

方药：火麻仁30g（先煎），黄芪30g，炒白术20g，柴胡12g，白芍20g，郁李仁30g，枳实12g，甘草12g，桃仁30g，玄参30g，肉苁蓉20g，延胡索10g，沉香15g（后下），陈皮24g，山药30g，夏枯草30g，鸡内金30g。7剂，日1剂，分早晚服。

二诊：2017年9月19日。患者诉大便一日一行，纳差，眠可。舌红苔厚脉弦。处方：去火麻仁，加枳实18g，天麻30g，牛膝30g，龙胆草24g，玄明粉 6g（单冲）。7 剂，日 1 剂。

三诊：2017 年 9 月 26 日。患者大便一日 2 次，眠可，双下肢酸懒好转。舌红苔薄脉弦。处方：守上方 7 剂。

按语

老年性便秘多由于机体衰弱，气血两虚，阴虚肠燥导致肠蠕动功能下降，肠内血液循环差，分泌液减少，造成大便干结。老年性便秘多属虚秘，有气虚、血虚、阴虚、阳虚之分。根据老年人便秘的病机特点，脾气虚则大肠蠕动无力，肺气虚则宣降功能失调，不能通调腹气以致便秘，治以益气运脾，润肠通便。老年人便秘与脏器亏虚，肠蠕动缓慢有关，在润肠、补益方法之外应增加肠道动力。《景岳全书·杂证谟·秘结》说："凡下焦阳虚，则阳气不行，阳气不行则不能传送，而阴凝于下，此阳虚而阴结也。"患者年老体弱，脏器亏虚，气虚阳衰，气虚则大肠传导无力，阳虚则肠道失于温煦，阴寒内竭，导致大便艰涩。治疗便秘时，应重视调畅气机，脾胃升降，阴阳双补，通腑泄热而不伤正，注重阴液的顾护，调整脏腑间阴阳水火的偏盛。

（董秀敏）

医案五

张某，男，77 岁。初诊：2017 年 11 月 30 日。

便秘 1 个月余。患者诉便秘 1 个月余，便意频频，入厕排不出大便，经灌肠、开塞露治疗始解出。胃脘部疼痛，胃脘灼热，时有乏力，心悸，小便频数，咳嗽有痰。舌边红，苔黄，脉沉。高血压、冠心病病史。

中医诊断：便秘（阴血亏虚证）。

西医诊断：便秘。

方药：火麻仁 30g，黄芪 30g，炒白术 30g，柴胡 12g，白芍 20g，郁李仁 30g，枳实 24g，甘草 12g，桃仁 30g，玄参 30g，肉苁蓉 30g，夏枯草 30g，陈皮 24g，山药 30g，紫苏子 30g，金银花 30g，细辛 3g（后下），丹参 30g，川芎 24g。5 剂，水煎取汁，分早晚服。

注意事项： 作息规律，调理饮食，少食硬食、辛辣。

二诊： 2017年12月5日。患者诉大便正常，通畅，胃部灼热，嘈杂，时有头晕，多汗，怕冷。舌红苔薄脉沉。处方：原方加巴戟天30g，山茱萸30g，菟丝子30g（包煎），龙胆草24g，草豆蔻3g（后下），北沙参20g。7剂。

三诊： 2017年12月12日。患者大便不畅，胃中灼热不适，自汗出，夜间口渴。舌质淡暗，苔白。处方：上方去火麻仁、枳实、菟丝子、龙胆草、草豆蔻、北沙参，加玄明粉6g（单冲），枳壳24g，防风20g（后下），白及30g，五加皮30g，麦冬30g，黄芩30g。5剂，水煎取汁，日1剂。

四诊： 2017年12月16日。患者大便正常，诸症缓解。舌暗苔薄脉沉。处方：守上方4剂，水煎取汁，日1剂。

按语

便秘是临床常见疾病，病因复杂多样，外感寒热之邪，内伤饮食情志，阴阳气血不足皆可形成便秘。从病机从化来说，素体阴虚阳亢者，受邪后多从热化；素体阳虚阴盛者，受邪后多从寒化；素体阴亏血耗者，易致邪从燥化、热化；素体痰湿偏盛者，受邪后多从湿化、寒化。本案患者年老体弱，素体气血不足，心肾不交，临床症状表现从热化，故表现出胃脘灼热，小便频数，舌质红等症状。老年病患，慢性病史多，辨证多虚实夹杂，虚有阴虚、阳虚、气虚、血虚。如何辨证，就需要抓主证，分层次，逐一解决，最终达到阴平阳秘的状态。患者年老，阳气虚衰，寒自内生，肠道传送无力，故大便艰涩，排出困难；阳虚内寒，温煦无权，则怕冷，小便清长；舌质暗苔白为阳虚兼瘀之证。方中肉苁蓉温补肾阳，并能润肠以通便；黄芪、炒白术、山药、陈皮健脾益气；玄参、郁李仁、火麻仁滋阴润肠通便；柴胡疏肝解郁，升举阳气；丹参、川芎活血化瘀；紫苏子、细辛止咳化痰。患者复诊大便正常，脾肾阳虚明显，故韩老加巴戟天、山茱萸、菟丝子补肾之品。玄明粉为泻下药，为芒硝经脱水者，性寒，味咸、苦，归胃、大肠经，有清热、泻下、软坚之能。韩老认为六腑以通为用，通则不痛，故常用芒硝治疗腹胀、腹痛、便秘等病。根据患者就诊季节、体质及居住地的不同，芒硝用量不同，平原地区患者用到2~3g，山区患者用到6~9g。老年便秘，应缓缓图之，难求速效，况年老体弱，疾病丛生，治标应中病即止，并结合饮食、情志、运动等调护。

（董秀敏）

医案六

魏某，男，60岁。初诊：2018年8月30日。

便秘20余日。患者自诉于今年8月7日急性阑尾炎切除手术后，出现腹胀、便秘，排便困难，大便燥结，口干，乏力，肩背痛，下肢酸懒，双下肢水肿，体重减轻。舌质红，苔黄厚，脉滑。胆囊结石病史。

辅助检查：①心脏彩超：二尖瓣轻度反流，左室舒张功能减低；②颈部彩超：颈动脉、股动脉硬化斑块形成；③腹部CT：肝内低密度灶，胆囊结石1.0cm×0.5cm，阑尾切除术后，前列腺增大；④血常规正常。

中医诊断： 便秘（气血亏虚证）。

西医诊断： 便秘。

方药： 火麻仁30g，黄芪30g，炒白术20g，柴胡20g，白芍20g，郁李仁30g，枳实15g，甘草6g，桃仁30g，玄参30g，肉苁蓉30g，陈皮24g，山药30g，夏枯草30g，鸡内金30g，郁金30g，金钱草30g，生大黄6g（后下），丹参20g，川芎24g，红花20g（包煎），降香24g，三七10g，桂枝12g，五加皮30g，麦冬30g，天麻30g，石菖蒲12g（后下），青礞石10g（先煎），炒酸枣仁30g。7剂，水煎取汁，分早晚服。

二诊： 2018年9月6日。纳好，大便通，日2~3次，精神好转，周身乏力。舌质淡苔黄腻。处方：守原方7剂。

按语

饮食劳倦，素体虚弱，阳气不足，苦寒攻伐，导致气虚阳衰，气虚大肠传导无力，阳虚肠道失于温煦，阴寒内结，大便不行；素体阴虚，病后术后，失血夺汗，年高体弱，阴血亏虚，血虚大肠不荣，阴亏大肠干涩，导致大便干结，便下困难。便秘可选下法，腹满燥实可急下存阴，因热盛便秘最易伤阴，但在津液素虚或已伤阴液不宜单独用下法，可加入火麻仁、瓜蒌仁、郁李仁润肠通便。虚秘宜养阴润燥或益气润肠，如五仁丸、黄芪汤；热秘宜清润苦泻，用麻子仁丸、更衣丸。

（董秀敏）

胁痛

医案一

高某，男，52岁。初诊：2012年4月5日。

右侧胁肋部胀痛半年余。患者半年前无明显诱因出现右胁部胀痛，未予重视，症状无改善。刻下症：右胁部胀痛，偶伴灼热感，胸闷纳呆，乏力，眠差，小便黄赤，大便黏腻不爽。腹部彩超：脂肪肝。舌暗红，苔黄腻，脉弦滑数。患者平素嗜食肥甘，平均每日4~5两白酒。既往胆囊结石病史。

中医诊断：胁痛（肝胆湿热证）。

西医诊断：脂肪肝。

方药：生黄芪30g，太子参20g，茯苓25g，炒白术25g，陈皮25g，当归30g，红花30g（包煎），板蓝根30g，佛手30g，鸡内金30g，沉香14g（后下），夏枯草30g，丹参25g，炒酸枣仁30g，金银花30g，龙胆草30g，厚朴25g，芒硝9g（后下），生大黄6g（后下），延胡索10g。7剂，水煎取汁，分早中晚温服。

二诊：2012年4月12日。头晕，大便稀，日行3次，纳食可，原方加天麻30g，草豆蔻20g（后下）。7剂，日1剂。

按语

胁痛是指以一侧或两侧胁肋部疼痛为主要表现的病证，其基本病机是肝络失养，病理变化可以归结为"不通则痛"和"不荣则痛"。患者中年男性，平素饮食不节，损伤脾胃，脾失健运，湿热内生，郁遏肝胆，疏泄不畅，故见胁肋疼痛。

韩老在治疗本病时，以"调中焦"为法，采用调中消石汤加减。方中对药生黄芪和芒硝，二药一升一降，调理脾胃，升清降浊，清结石形成之源头。同时，生黄芪联合太子参、茯苓、炒白术、陈皮健脾益气；厚朴、生大黄助芒硝降浊，泻其有余，防治结石再生；板蓝根、金银花清脏腑热；鸡内金消导软坚；佛手、沉香、延胡索理气和中，行气止痛；当归、红花、丹参活血通络；炒酸枣仁养心安神；夏枯草、龙胆草清肝胆郁热。复诊时，患者头晕，故加天麻以平肝潜阳；大便稀，故予草豆蔻燥湿，温中，行气。

（韩丽霞）

医案二

冯某，男，48岁。初诊：2012年12月8日。

右胁部刺痛3个月余。患者3个月前无明显诱因出现右胁部疼痛，疼痛呈阵发性刺痛，痛处固定，入夜尤甚，神疲乏力，口干，偶有恶心，纳差，腹胀，寐可，小便调，大便质黏、不畅。舌质紫暗，脉弦涩。

辅助检查：①腹部彩超：肝内较强回声（血管瘤待查）；②肝胆CT：肝内多发低密度灶。

中医诊断：胁痛（瘀血阻络，兼脾虚湿滞）。

西医诊断：肝血管瘤。

方药：生黄芪30g，党参10g，太子参15g，炒白术10g，山药20g，茯苓10g，生薏苡仁30g，陈皮12g，红花15g（包煎），当归30g，金钱草30g，沉香9g（后下），木香18g（后下），荷叶10g，厚朴12g，泽泻10g，葛根30g，生山楂10g，郁金30g，夏枯草6g，鸡内金30g。6剂，日1剂，水煎取汁，2次分服。

二诊：2012年12月15日。患者右胁部疼痛频率减少，头晕，神疲纳呆，腰膝酸软，续上方加龙胆草18g，天麻30g，山茱萸30g，枸杞子30g，调炒白术30g，太子参30g。6剂，日1剂，水煎服。

按语

本案患者证型明确，证候要素以"血瘀""脾虚""湿滞"为主，治疗需要祛瘀通络，健脾祛湿。韩老以调中消石汤加减，方中生黄芪、党参、太子参、炒白术、山药、茯苓、生薏苡仁、陈皮健运中州；当归、红花、郁金活血化瘀通络；韩老认为沉香与木香二药均性温，味辛苦，辛香发散、苦可降可燥，温可温中通达，其芳香气窜，可通行胃肠、三焦气机、疏肝利胆，使气机通畅，恢复胃肠功能，二者均有调中作用；鸡内金运脾消食；金钱草清热利湿；泽泻、荷叶利水渗湿；葛根解热生津；山楂既可消食，又可活血化瘀；厚朴行气消胀；患者肝血管瘤待查，夏枯草取其清热解毒、消痈散结之功。

（王晴）

医案三

于某，女，56 岁。初诊：2012 年 4 月 10 日。

右胁疼痛 3 周。患者 3 周前生气后出现右胁疼痛，时胀痛，时隐痛，呃逆，反胃，神疲乏力，口干，口苦，纳眠差，小便可，大便干，球样，2~3 日一行。舌红，苔黄腻，脉弦数。

辅助检查：①腹部彩超：脂肪肝；②肝胆 CT：脂肪肝。

中医诊断：胁痛（肝郁脾虚，气郁化热证）。

西医诊断：脂肪肝。

方药：枳壳 30g，佛手 30g，延胡索 10g，穿山龙 30g，生黄芪 30g，炒白术 25g，茯苓 20g，山药 25g，炒酸枣仁 30g，丹参 25g，陈皮 20g，鸡内金 30g，板蓝根 30g，沉香 14g（后下），夏枯草 30g，黄芩 30g，桑白皮 30g，葛根 30g，芒硝 9g（后下），生大黄 6g（后下），白屈菜 12g，川楝子 6g，紫花地丁 30g，车前草 30g，石韦 30g，半边莲 30g，甘草 25g。4 剂，日 1 剂，水煎服。

二诊：2012 年 4 月 14 日。服药后右胁部疼痛减轻，打嗝减少，大便稀。调方：上方去芒硝、生大黄、川楝子、石韦，加白芷 30g，百合 30g，金钱草 30g。3 剂，日 1 剂，水煎服。

按语

韩老对于肝郁气滞型胁痛的治疗仍以"调中"思想为原则。方以调中消石汤加减，方中生黄芪、炒白术、茯苓、山药、陈皮健脾胃，促运化；芒硝、生大黄、甘草取调胃承气汤之意，泻热通便；枳壳、佛手、延胡索、穿山龙、沉香、川楝子疏肝活络，行气止痛；丹参养血活血；炒酸枣仁养心安神助眠；板蓝根、夏枯草、黄芩清脏腑郁热；白屈菜、紫花地丁、半边莲清热解毒，消炎止痛；车前草、石韦利水通淋；桑白皮利水消肿；鸡内金运脾消食；葛根生津止渴。复诊时，大便已通，故去芒硝、生大黄、石韦；胁痛较前减轻，故去川楝子；加入白芷增强止痛之功；加百合增强安神助眠之效；加入金钱草利水通淋，清肝利胆。

（王晴）

医案四

赵某，女，50岁。初诊：2012年4月5日。

右胁疼痛半个月余。右侧胁肋部疼痛，胃脘部不适，纳食差，眠差，腰腿痛，双下肢水肿，白带多，色黄，有异味，查肝区叩痛阴性（－），墨菲征（－），双肾区叩痛（－），双下肢轻度水肿。舌质暗，有瘀斑，苔薄白，脉弦。

辅助检查：①腹部彩超：脂肪肝；②尿常规（－）。

中医诊断：胁痛（气滞血瘀证）。

方药：当归30g，红花30g（包煎），炒杜仲30g，天麻30g，金银花30g，鸡内金30g，木香12g（后下），茯苓30g，炒白术30g，夏枯草30g，炒酸枣仁30g，葛根30g，白芷30g，百合30g，陈皮15g，厚朴25g，芒硝6g（后下），延胡索10g，白屈菜18g，车前草30g。2剂，水煎取汁，分早中晚温服。

二诊：2012年4月7日。胃脘部不适，大便不畅，原方加龙胆草30g，益母草30g。2剂，日1剂。

三诊：2012年4月10日。自觉腿部有力，颈部不适，守上方2剂，外用膏药一盒。

四诊：2012年4月17日。左腰腹部疼痛阵发，不伴尿频，纳食可，眠较前好，双下肢水肿减轻，原方加金钱草30g。2剂，日1剂。

按语

胁痛多责之于肝，肝疏泄失职，不通则痛。肝气郁结，则血脉瘀滞不行，成气滞血瘀之象，治疗以行气活血为法，以当归、红花为君药，辅以健脾理气之药，共奏调中理气和血之功。气滞则每易化火，故带下色黄、异味，故用金银花、白屈菜等清热解毒。韩老善用白屈菜，白屈菜具有解热镇痛、抗炎的作用，临床用于治疗各种急、慢性疼痛及急、慢性炎症。

（韩丽霞）

医案五

何某，女，72岁。初诊：2011年12月6日。

右胁部胀满疼痛半年余。患者半年前无明显诱因出现右胁部胀满疼痛，自行服用止痛药，效果欠佳。三个月前于外院诊断为肝内外胆管结石合并急性胆管炎，行胆囊切除、胆总管结石取石手术。刻下症：患者右胁胀痛，偶有头晕，口干、口苦，纳眠差，小便色深黄，大便干，球样，3~4日一行。腹部CT：肝内外胆管积气，双肾囊肿。舌质暗，苔薄黄，脉弦数。既往右乳腺癌术后。

中医诊断：胁痛（肝胆瘀滞证）。

西医诊断：①胆管炎；②胆囊切除术后；③胆总管结石取石术后；④右乳腺癌术后；⑤双肾多发囊肿。

方药：生黄芪30g，太子参20g，陈皮20g，茯苓20g，炒白术20g，芒硝6g（后下），生大黄6g（后下），延胡索10g，白屈菜16g，半边莲25g，紫花地丁30g，沉香14g（后下），天麻30g，红花30g（包煎），当归30g，阿胶珠30g（烊化兑服），夏枯草30g，金钱草30g，鱼脑石20g（先煎），丹参20g，鸡内金20g，车前草25g，干姜20g。7剂，水煎取汁，分早中晚温服。

二诊：2011年12月13日。胁肋部胀痛缓解，无明显上腹部疼痛，大便正常，矢气多，守方7剂。

三诊：2011年12月24日。症状缓解，无疼痛，纳可，二便调。合理饮食，调畅情志，定期随诊。

按语

临床上急、慢性胆管炎多以手术方式解除胆管梗阻，使胆管压力减低，引流通畅。韩老以调中消石汤加减，调理中焦，清利肝胆，有效缓解患者疼痛，减轻炎症反应。方中生黄芪、太子参、陈皮、茯苓、炒白术健运中州，芒硝、生大黄通下，这两组药一补一攻，一升一降，使清气升，浊气邪降，脾胃健运，生化有源。延胡索、沉香行气止痛；白屈菜、半边莲、地丁清热解毒；患者高龄，且术后，佐以干姜，以防寒凉太过；天麻平抑肝阳；红花、当归、丹参、阿胶活血养血；夏枯草清肝胆郁热；金钱草、车前草利水通淋；鱼脑石是韩老的特色用药，取其沉降溶石之效；鸡内金可健运脾胃，生发胃气，消食化积。

韩老认为学生对胁痛系列病例分析得很到位。胁痛病位在肝胆，但是与脾胃密切相关，因此在治疗过程中"调中"思想贯穿始终。中医以胃气为本，《素问·玉机真脏论》指出："五脏皆禀气于胃，胃者，五脏之本也。"若胃气一败，则百病难治。而疾病就是人体正气抵抗致病邪气的过程，正邪相争，正气占主导地位，所谓"正气存内，邪不可干"，因此祛邪不伤正是治疗疾病的关键。因此，在治疗胁痛，尤其是胆囊结石引起的胁痛时，以调中法为基本治则，拟以调中消石，脾肾双补，理气活血，攻补兼施，扶正祛邪等，从而达到治疗疾病的目的。

临证应辨病辨证相结合，配合针对性药物。如胁痛兼有砂石结聚者，治疗当注意通腑、化石、排石药的应用。若兼有湿热阻滞，肝胆气机失于通降，出现右胁肋部绞痛难忍，恶心呕吐，口苦纳呆，治疗当清利肝胆，通降排石，通腑泻下，常用大黄、芒硝，化石排石药物可选用鸡内金、海金沙、金钱草、郁金、茵陈、枳壳等。特效药鱼脑石味甘、咸，性寒，归膀胱经，有化石、利尿通淋、清热解毒等功效，常用量20~30g。鱼脑石是石首鱼科动物头骨中的耳石，《日华子本草》曰："其是脑中枕，取其烧为末，饮下治石淋。"《本草纲目》记载头中石"研末或烧研水服，主淋沥，小便不通"。取其沉降溶石之功，是治疗石淋的特色用药。

（韩丽霞）

医案六

杨某，男，23岁。初诊：2012年4月26日。

发现转氨酶升高3个月余。3个月前患者体检时发现转氨酶升高，于外院输液治疗，转氨酶未恢复正常，随来诊。刻下症：患者偶有右胁部隐痛，伴灼热感，神疲乏力，口干，口苦，腰膝酸软，纳眠差，小便黄，大便干。舌红，苔黄腻，脉弦数。

辅助检查：①生化检测：谷丙转氨酶87U/L，谷草转氨酶52U/L，尿酸532mmol/L；②乙肝五项（-）。

中医诊断：胁痛（肝胆湿热证）。

西医诊断：①肝损伤；②转氨酶升高。

方药：板蓝根30g，夏枯草20g，龙胆草30g，紫花地丁30g，白屈菜12g，桑白皮25g，石韦25g，车前草25g，生黄芪25g，茯苓20g，炒白术20g，山药20g，陈皮15g，佛手30g，延胡索10g，沉香14g（后下），枳壳25g，葛根20g，鸡内金30g，穿山龙30g，龟甲30g（先煎），枸杞子20g，麦冬25g，炒酸枣仁20g，火麻仁25g。3剂，日1剂，水煎服。

二诊：2012年5月1日。患者诉近日着凉后出现咳嗽，咳痰，痰色黄，量少，质黏，无发热恶寒。调方：上方去龟甲，加橘红20g，川贝母10g，金银花30g。5剂，日1剂，水煎服。

三诊：2012年5月5日。复查转氨酶正常，无明显不适，嘱饮食规律，调畅情志。

按语

中医没有转氨酶升高病名，根据患者症状归类于中医学"胁痛"范畴。在治疗上仍需注意"调中"。方中板蓝根、夏枯草、龙胆草、紫花地丁清热解毒；白屈菜清热止痛；桑白皮、石韦、车前草利尿通淋；生黄芪、茯苓、炒白术、山药、陈皮健脾益气；佛手、延胡索、沉香、枳壳行气止痛；葛根生津止渴；鸡内金运脾消食；穿山龙化瘀通络；龟甲、枸杞子、麦冬滋补肝肾之阴；炒酸枣仁养心安神；火麻仁润肠通便。

韩老认为学生对本病例分析得较为透彻。对于止痛药，据临床多年经验发现白屈菜效果极佳。白屈菜性凉，味苦，入肺、胃经，具有清热解毒、镇痛、消肿之功效。现代药理学研究证明，白屈菜提取物有显著的镇痛抗炎作用，白屈菜对于结石所致平滑肌痉挛引起的疼痛，有明显的缓解作用，通过解除平滑肌紧张，有利于结石的排出。延胡索与白屈菜配伍起到行气活血，清热解毒，解痉止痛，促进排石的作用。两药常用剂量为10~15g。

胁痛病机是肝络失和，病变部位主要在肝胆，但与脾、胃、肾密切相关。临床以实证多见，治疗以疏肝和络止痛为基本原则。同时注意治疗胁痛需要疏肝柔肝并举，以防辛燥伤阴之弊。故临床处方用药时，一要尽量选用轻灵平和之品，如佛手、香附、紫苏梗等；二要配伍柔肝养阴药物，以固护肝阴，以利肝体，如枸杞子、龟甲等。此外，湿热煎熬，易结成砂石，阻塞胆道，可加入鸡内金、石韦利水通淋，白屈菜清热解毒、消炎镇痛。在诊疗过程中，患者突然出现外感时，酌情是先治标后治本，还是标本兼治。

（王晴）

头痛

医案一

李某，男，54岁。初诊：2012年12月8日。

头痛1周。患者1周前无明显诱因出现头痛，连及项背，常有拘急收紧感，头晕，神疲乏力，心烦，精神紧张时可诱发。纳眠差，多梦，口干口苦，耳鸣，腰膝酸软，便秘，皮肤湿疹。舌质红，苔薄黄，脉弦有力。既往高血压病史。

中医诊断： 头痛（风寒外束，脾虚肝郁证）。

西医诊断： 高血压。

方药： 葛根30g，柴胡6g，蔓荆子10g，羌活10g，天麻30g，川芎6g，荆芥10g（后下），白芷24g，太子参30g，黄芪30g，五味子6g，当归30g，淫羊藿10g，三七2g，五加皮10g，石菖蒲6g（后下），郁金30g，炒栀子10g，龙胆草12g，夏枯草30g，生地黄10g，车前草10g，法半夏9g，茯苓

10g，泽泻10g，橘红6g，鸡内金30g，陈皮18g，山药30g，丹参20g，远志6g。7剂，日1剂，水煎取汁，2次分服。

二诊：2012年12月15日。头痛好转，湿疹减少，续上方加减：去淫羊藿，三七加量至4g，茯苓加量至20g，加川贝母9g，红花15g（包煎）。7剂，日1剂，水冲服。

按语

中医学认为，头为诸阳之首，其位最高；脑为元神之府，其用最灵。五脏精华之血，六腑清阳之气，皆上注于头，内而脏腑，外而经络，统帅全身。韩老参照经络循行路线选择引经药，如头痛引经药，太阳头痛选用羌活、蔓荆子、川芎；阳明头痛选用葛根、白芷、知母；少阳头痛选用柴胡、黄芩、川芎；厥阴头痛选用吴茱萸、藁本。方中葛根、柴胡、蔓荆子、羌活、白芷为三阳经的引经药，使药达病所而痛止；天麻平抑肝阳；川芎行气止痛；荆芥疏风解表；太子参、黄芪、山药、陈皮、橘红、茯苓、法半夏健脾益气，燥湿化痰；鸡内金健脾消食；当归、三七、丹参活血化瘀；五味子、五加皮、淫羊藿补肝肾，强筋骨；郁金、炒栀子清心除烦；龙胆草、夏枯草清肝胆郁热；远志、石菖蒲安神助眠；生地黄滋阴清热；车前草、泽泻利水渗湿。

（王晴）

医案二

张某，女，79岁。初诊：2016年11月29日。

头痛1周。患者1周前无明显诱因出现头顶部疼痛不舒，自诉如石压顶，伴头晕，气短，心慌，就诊时可见患者面色㿠白，额部局部色斑，腰膝酸软，纳眠差，二便调。既往动脉硬化、高血压病史。舌质紫，苔薄少，脉弦细。

辅助检查：①心脏彩超：室间隔增厚，主动脉瓣反流（轻度），二尖瓣反流（轻度），左室舒张功能减低；②颈部彩超：双侧颈动脉硬化斑块形成。

中医诊断：头痛（肝肾亏虚，血瘀阻络）。

西医诊断：高血压。

方药： 五味子18g，黄精30g，生杜仲30g，麦冬30g，天麻30g，钩藤30g（后下），川芎24g，三七粉8g（单冲），黄芪30g，五加皮30g，柴胡12g，葛根30g，青礞石30g（先煎），石菖蒲24g（后下），炒酸枣仁30g，百合10g，当归30g，红花20g（包煎），益母草30g，沉香12g（后下）。7剂，水煎取汁，分早晚服。

二诊： 2016年12月6日。患者诉仍睡眠差，头部不舒，后背痛。舌质紫暗，苔白，脉弦细。处方：原方三七粉改为10g，加丹参30g，太子参30g，降香24g，木香18g（后下），牛膝30g，地龙30g，何首乌30g。7剂。水煎取汁，日1剂。

三诊： 2016年12月13日。患者自诉头痛缓解，无重石压顶之感，症状缓解，睡眠较前好转，后背无不舒。舌质暗红，苔薄白，脉弦细。处方：上方加陈皮24g，山药30g，龙胆草12g，7剂。

注意事项： 作息规律，心态平和。

按语

方中五味子、五加皮、生杜仲补肝肾，强筋骨；黄精、麦冬滋阴；天麻、钩藤、青礞石平抑肝阳；川芎、沉香行气止痛；三七粉、当归、红花、益母草活血化瘀；黄芪健脾益气；柴胡少阳经引经药；葛根阳明经引经药；石菖蒲、炒酸枣仁、百合安神助眠。复诊时，根据患者情况，韩老在原方基础上加大行气活血化瘀之中药。瘀血头痛多经久不愈，其痛如刺，痛处固定不移，或头部外伤史者，舌质紫或有瘀斑、瘀点，苔薄白，脉沉细或细涩。该患者头痛部位为头顶，头痛痛处固定，如石重压，失眠，心悸，舌质紫，苔薄少，脉弦细，辨为肝肾亏虚，血瘀阻络。

韩老认为学生对本案例分析得很全面。头痛有外感头痛和内伤头痛之分，外感头痛多伴有表证，病性属实，治疗多以祛风散邪为法；内伤头痛多伴肝阳偏亢、痰浊中阻、瘀血阻窍、气血亏虚、肾精不足等表现，致使头窍失养，或清窍被扰，发为头痛。病程长者，虚实夹杂，多采取补虚泻实，标本兼顾的治则。"清阳出上窍"，脾主升清，头为诸阳之会，因此，对于本病的治疗亦需要注重"调中"思想的运用。

（董秀敏）

耳鸣

张某，男，40岁。初诊：2012年2月9日。

耳鸣10个月余。患者自诉10个月前无明显诱因出现耳鸣，曾就诊于301医院，诊断为神经性耳鸣，予以西药治疗（具体不详），症状无明显减轻。现耳鸣如蝉，夜间加重，伴头晕，无耳聋，腰膝酸软，脱发，神疲乏力，畏冷肢凉，心烦，口干口苦，纳眠差。舌淡暗，少苔，脉沉弱无力。

中医诊断：耳鸣（脾肾两虚，兼有郁热证）。

西医诊断：神经性耳鸣。

方药：山茱萸30g，巴戟天20g，黄精30g，龟甲30g（先煎），太子参20g，茯苓25g，北沙参25g，白芍25g，天麻30g，红花30g（包煎），沉香14g（后下），黄连6g，夏枯草6g，龙胆草6g，草豆蔻25g（后下），炒酸枣仁30g。7剂，日1剂，水煎取汁，3次分服。

二诊：2012年2月16日。耳鸣好转，口干，咽部不适，偶有咳嗽咳痰，调方：上方加麦冬30g，川贝母10g。7剂，日1剂，水煎服。

按语

中医学认为肾与耳关系密切，肾为先天之本，藏精生髓，上通于脑，开窍于耳。《灵枢·脉度》云："肾气通于耳，肾和则耳能闻五音矣。"《灵枢·海论》云："髓海不足，则脑转耳鸣。"《灵枢·口问》云："上气不充，脑为之不满，耳为之苦鸣。""耳者，宗脉之所聚也。""胃中空则宗脉虚，虚则下溜，脉有所竭者，故耳鸣。"因此，耳鸣与脾、肾关系非常密切。耳鸣多为耳聋先兆，肾精不足，则耳窍失养，轻则耳鸣，重则听力下降甚至耳聋失聪。

韩老认为耳鸣与脾、肾关系非常密切，结合患者症状可辨证为脾肾两虚。方中山茱萸、巴戟天补肾助阳；龟甲补肾填精；黄精、北沙参润肺滋阴，补脾益气；太子参、茯苓健脾益气；草豆蔻温中，行气；炒酸枣仁养心安神；脾虚肝易旺，佐以白芍养血柔肝；夏枯草、龙胆草、黄连一方面清肝胆郁热，另一方面，因巴戟天等温阳之品偏燥起到反佐之用；天麻平肝潜阳治头晕；病久及血，故用红花活血化瘀，通经。复诊时，患者耳鸣好转，但有口干、咽部不适、干咳症状，为肺阴不足，故在原方基础上加麦冬、川贝母润肺养阴，化痰止咳。

韩老认为学生对本病案分析得较为透彻。《灵枢·脉度》云："肾气通于耳，肾和则能闻五音矣。"提示耳病与肾虚关系密切。脾为后天之本，气血生化之源，气血足，宗脉充，耳部方得以滋养，故耳部疾病与脾的关系也很密切。此外，需要注意，《金匮要略》曰"夫治未病者，见肝之病，知肝传脾，当先实脾"；反之，脾虚时，肝易旺，因而健脾的同时，需要注意治肝。并且，肝脉络于耳，足少阴之经脉，属胆络肝，其支者从耳后入耳中、出耳前，其经气环循于耳。故肝胆功能失调，则影响耳的生理功能，如《素问·六元正纪大论》曰"木郁之发，甚则耳鸣旋转"，肝肾同源，因此在治疗时也需要注意疏肝、平肝、清肝、柔肝等。

（王晴）

眩晕

医案一

贾某，男，53岁。初诊：2018年5月19日。

眩晕伴左侧头痛反复发作半年。半年前患者情志不畅后突发眩晕，伴左侧头痛反复发作，伴口干、咽痒，困倦乏力，纳、眠可，二便调。平素饮酒史，白酒一日一斤；吸烟史，一日12支。

中医诊断：眩晕（气滞血瘀证）。

方药：丹参30g，川芎24g，当归30g，红花30g（包煎），赤芍20g，降香24g，三七8g，黄芪30g，桂枝6g，淡附片10g，茯苓30g，葶苈子30g（包煎），天麻30g，钩藤3g（后下），葛根30g，白芷12g，柴胡12g，羌活10g，五加皮30g，麦冬30g，石菖蒲18g（后下），青礞石20g（先煎），地龙30g，何首乌30g。7剂，日1剂，水煎取汁，3次分服。

二诊：2018年5~7月。患者诉眩晕、头痛好转，乏力明显缓解。调方去淡附片、白芷、麦冬，加巴戟天30g，山茱萸30g，生杜仲30g。7剂，水煎至

300mL，早中晚冲服。

三诊：2018年8月4日。患者诉周身舒适，无明显眩晕、头痛发作，近来稍有自汗出，下肢轻度可凹性水肿，余无不适。调方7剂，嘱半年复诊。调方如下：丹参30g，川芎24g，巴戟天30g，当归30g，山茱萸30g，生杜仲30g，赤芍20g，降香24g，三七8g，黄芪30g，茯苓30g，地龙30g，白及20g，水牛角30g，木香20g（后下），葶苈子30g（包煎），何首乌30g，穿山龙30g，天麻30g，车前子30g（包煎），陈皮24g，钩藤3g（后下），防己30g，山药30g，紫苏子30g，葛根20g，柴胡12g，黄精30g，羌活10g，五加皮30g，石菖蒲30g（后下），青礞石20g（先煎）。7剂，日1剂，水煎取汁，3次分服。

按语

中医学认为，眩晕可由风、痰、虚引起，故有"无风不作眩""无痰不作眩""无虚不作眩"的说法。①无风不作眩（由肝气不调引起的眩晕）。中医学认为，肝为风木之脏，主动主升。忧郁恼怒，可致肝气不调，气郁化火，肝阳上亢，肝风内动，上扰清窍，发为眩晕，临床表现为头晕目眩，头胀或痛，心烦易怒，失眠多梦，耳鸣口苦，面色红赤，血压偏高等。多因情志刺激而诱发，治疗应以平肝息风为主，方药可用镇肝息风汤加减。②无痰不作眩（由痰阻引起的眩晕）。饮食失节，过食肥甘，会使脾胃运化失常而聚湿生痰，痰浊中阻，蒙蔽清阳，发为眩晕，临床表现为头重昏蒙，胸闷恶心，时呕痰涎，不思饮食。治疗应以化湿祛痰为主，方药可用半夏白术天麻汤加减。③无虚不作眩（由气血亏虚引起的眩晕）。脾为后天之本，气血生化之源。思虑劳倦或饮食不节，可损伤脾胃，或因脾胃素虚，皆能导致气血不足，气虚清阳不升，血虚使脑失濡养，发为眩晕。肾为先天之本，主藏精生髓。脑为髓海。房劳过度，或有遗精滑泄之疾，或年老体衰，肾精耗伤，脑髓不足，也为眩晕之因。气血亏虚型眩晕者，动则加剧，劳则即发，面色萎黄或苍白，唇甲无华，心慌气短，食少身倦。治疗应以补益心脾、培补气血为主，方药可用归脾汤。

本病患者由风致病，情志不畅，肝气不调，气郁化火，肝阳上亢，肝风内动，上扰清窍，发为眩晕。治以平肝息风、重镇安神之品。方中天麻、钩藤、石菖蒲、青礞石重镇安神；柴胡疏肝解郁；丹参、川芎、当归、红花、赤芍、降香、三七活血行气；黄芪益气促血行；桂枝、淡附片、茯苓、葶苈子淡利渗湿，温阳通脉。全方共奏重镇安神、平肝止眩之功。

（梁云蕾）

医案二

安某，女，63岁。初诊：2013年1月22日。

眩晕1个月余。自觉头部眩晕、视物旋转，时有胸闷，心悸、气短，纳食不香，不寐，二便调。高血压病史多年。舌质红，苔白，脉弦细。

辅助检查：①颈动脉彩超：颈动脉粥样硬化斑块形成，7.4mm×18mm；②心脏彩超：左室舒张功能减低。

中医诊断：眩晕（肝阳上亢证）。

方药：天麻10g，钩藤10g（后下），五味子6g，远志6g，当归10g，葛根15g，栀子10g，红花10g（包煎），丹参10g，牛膝30g，茯苓10g，炒白术30g，生黄芪20g，夏枯草20g，泽泻10g，党参20g，降香6g，橘红6g，炒酸枣仁10g，生地黄10g，芒硝3g（后下），车前草10g。2剂，日1剂，水煎取汁，3次分服。

二诊：2013年1月24日。头部不适，眩晕减轻，右侧颈痛，纳差，时有呃逆，大便正常。原方加陈皮12g，山药20g，龙胆草12g。2剂。

三诊：2013年1月26日。自觉有好转，纳食较前好，血压不高，二便调。上方天麻加量至30g，加生杜仲30g。2剂。

按语

本方为天麻钩藤饮加减所成。天麻钩藤饮始载于胡光慈所著的《杂病证治新义》一书，属平肝降逆之剂，始为"治高血压头痛、眩晕、失眠"而设。方中天麻、钩藤二药为君药，均入肝经，有平肝息风之效；牛膝引血下行，直折亢阳，配栀子清热泻火；杜仲补益肝肾；夜交藤、炒酸枣仁宁心安神。全方共奏平肝息风、清热活血、补益肝肾之效。

（韩丽霞）

医案三

赵某，男，55岁。初诊：2012年3月29日。

眩晕2天。自觉头晕、头痛，双手颤抖，时有胸闷，无气短，纳食不香，二便调。舌质红，苔白腻，脉滑。

中医诊断： 眩晕（痰湿上扰证）。

方药： 半夏15g，天麻30g，红花30g（包煎），党参25g，金银花30g，牛膝30g，茯苓30g，炒白术30g，龙胆草30g，夏枯草30g，青皮25g，陈皮25g，山药25g，厚朴30g，炒酸枣仁30g，延胡索10g，白屈菜18g，杜仲30g。2剂，日1剂，水煎取汁，3次分服。

二诊： 2012年4月3日。头痛好转，仍头晕，纳食较前好，大便正常。守方2剂。

按语

李东垣认为，眩晕发于"脾胃气虚，痰浊上逆"。韩老治疗痰湿上扰型头晕，重健运脾胃。湿者，为太阴湿土之主也，诸湿肿满，皆属于脾。半夏味辛、性温，有燥湿化痰、健脾胃、和中降逆、止呕吐之效。《本草衍义》记载："半夏，今人惟知去痰，不言益脾，盖能分水故也。脾恶湿，湿则濡而困，困则不能制水。"天麻，原名赤剑，始载《神农本草经》，味辛，性平，有息风、祛痰、止痉的作用，最适用于虚风内动，风痰上扰而致的眩晕，四肢麻木，抽搐等症状。《神农本草经》记载其能"主杀鬼精物，蛊毒恶气，久服益气力，长阴肥健，轻身增年"。《本草纲目》记载天麻"乃肝经气分之药"。《素问·至真要大论》云："诸风掉眩，皆属于肝。"故天麻入厥阴之经而治诸病。白术味甘苦，性微温，能健脾燥湿，益气生血，和中安胎，是常用的补气药。《医学启源》认为其能除湿益燥，和中益气，温中，去脾胃中湿，除胃热，强脾胃，进饮食，安胎。半夏配天麻一祛其痰，二息其风，两者合用，为治疗风痰眩晕头痛之要药。白术健脾燥湿，与半夏、天麻配伍，祛湿化痰止眩之功益佳。党参、白术、茯苓为四君子之义，健脾渗湿，杜绝生痰之源。

（韩丽霞）

郁证

医案一

任某，女，50岁。初诊：2012年9月8日。

情绪低落数月。自觉体虚乏力，精神差，时有头晕、气短，自汗出，频繁外感，心中抑郁不舒，烦躁不安，时有心悸，眠差，不易入睡，睡后易醒，体胖，面白。舌质淡红，苔薄少，脉沉细。既往高血压病史。

中医诊断：郁证（气血亏虚证）。

方药：当归30g，红花30g（包煎），益母草30g，生黄芪30g，板蓝根30g，炒杜仲30g，金银花15g，党参30g，天麻30g，茯苓30g，炒白术30g，夏枯草30g，葛根30g，百合30g，丹参20g，炒酸枣仁30g，枳实30g，延胡索10g，白屈菜18g，火麻仁30g。7剂，水煎取汁，分三次温服。

按语

气是构成人体的最基本物质，气是维持人体生命活动的最基本物质。《难经》记载"气者，人之根本也"。气虚指元气亏虚，功能失调，脏腑功能衰退，抗病力下降。气虚亦可引起血虚、津液亏虚。《灵枢·本神》云："愁忧者，气闭塞而不行。"本案患者心中抑郁不舒，则气机不利，气血运行不畅，故在补益气血的同时注重疏肝行气，如枳实、百合、延胡索等药材。患者既往高血压，眩晕症状较为明显，结合患者气血亏虚为本，肝血亏虚，肝阳偏亢，故韩老在益气补血的基础上辅以天麻、夏枯草、葛根等清肝止晕。

（韩丽霞）

医案二

刘某，女，33岁。初诊：2018年1月10日。

抑郁状态十余年。患者十年前始发抑郁，哭闹打骂，逢春秋时病发，规律服利培酮。现睡眠差，烦躁，抑郁，不言语，呆楚，时伴痛经。舌质绛红，白厚苔。

中医诊断： 郁证（肝郁不舒，湿热郁结证）。

方药： 胆南星 6g，蜈蚣 4g，天麻 30g，石菖蒲 24g（后下），青礞石 30g（先煎），僵蚕 10g，地龙 30g，天竺黄 6g，当归 30g，红花 30g（包煎），益母草 30g，牛膝 30g，鳖甲 30g（先煎），香附 30g，黄芪 30g，五加皮 30g，麦冬 30g，五味子 18g，炒酸枣仁 30g。7剂，水煎取汁，早中晚分服。

二诊： 2018年1月17日。患者服药后精神较前好转，大便一日2次。调方：胆南星 9g，蜈蚣 6g，天麻 30g，石菖蒲 24g（后下），青礞石 30g（先煎），僵蚕 20g，地龙 30g，天竺黄 6g，当归 30g，红花 30g（包煎），沉香 24g（后下），益母草 30g，牛膝 30g，鳖甲 30g（先煎），香附 30g，黄芪 30g，五加皮 30g，麦冬 30g，五味子 24g，炒酸枣仁 30g。7剂，水煎取汁，早中晚分服。

三诊： 2018年2月10日。患者服药后精神好转，无明显乏力，眠可，二便调。7剂，组方如下：胆南星 9g，蜈蚣 6g，天麻 30g，石菖蒲 24g（后下），青礞石 30g（先煎），僵蚕 20g，地龙 30g，天竺黄 6g，当归 30g，红花 30g（包煎），柴胡 18g，沉香 24g（后下），益母草 30g，牛膝 30g，合欢皮 30g，鳖甲 30g（先煎），香附 30g，白芍 30g，甘草 18g，炒酸枣仁 30g，黄芪 30g，五加皮 30g，麦冬 30g，五味子 24g。7剂，水煎取汁，早中晚分服。嘱调情志，秋后复诊。

按语

中医学认为，理气开郁、调畅气机、怡情易性是治疗郁证的基本原则。对于实证，首当理气开郁，并应根据是否兼有血瘀、火郁、痰结、湿滞、食积等分别采用活血、降火、祛痰、化湿、消食等法。虚证则应根据伤及的脏腑及气血阴精亏虚的不同情况而补之，或养心安神，或补益心脾，或滋养肝肾。对于虚实夹杂者，则又当视虚实的偏重而虚实兼顾，治以活血化瘀、镇静安神为主。本案舌质红绛，苔白厚，不时打骂哭闹，为肝郁不舒，痰热互结，心神内扰，故方中以胆南星、天麻、石菖蒲、青礞石清热豁痰、镇静安神、疏肝解郁；韩老以虫类药蜈蚣、僵蚕搜风剔络，辅助胆南星等祛痰之品，加强豁痰力量；柴胡、五味子、白芍解郁；当归、红花、益母草、香附、牛膝活血行气；合欢皮、炒酸枣仁安神。全方共奏理气开郁、镇静安神之功。

（梁云蕾）

医案三

刘某，女，38岁。初诊：2012年3月29日。

情志抑郁数年。头晕、头痛，心中抑郁不舒，时有心悸，2004年脑垂体瘤手术治疗两次，术后绝经，现育有一子，曾于外院诊断为抑郁症，现头疼，纳少，腹胀，便秘。舌质暗，有瘀斑，苔黄，脉涩。

中医诊断： 郁证（气滞血瘀型）。

方药： 当归30g，红花30g（包煎），益母草30g，阿胶珠30g（烊化兑服），板蓝根30g，佛手30g，金银花30g，杜仲30g，天麻30g，沉香14g（后下），龙胆草30g，枸杞子30g，白芷30g，百合30g，丹参20g，炒酸枣仁30g，太子参30g，陈皮15g，芒硝6g（后下），生大黄6g（后下），延胡索10g，白屈菜18g，香橼25g，香附25g。7剂，水煎取汁，分早中晚温服。

二诊： 2012年4月5日。纳食可，仍心悸，头疼。心脏彩超：三尖瓣反流。颈动脉彩超未见异常。守方7剂，日1剂。

按语

中医学认为，情志因素是导致郁证的主要原因。"愁忧者，气闭塞而不行"，可表现为人体脏腑、经络、气血津液、饮食情志的阻塞结滞等。治疗郁证多从肝、心、肾论治，女性患者与肝有密切关系，肝主疏泄，主藏血，加上生产、流产、月经失调等，易引起气血、精神匮乏，而导致郁证。本案患者气滞血瘀，血瘀加重气滞，故行气、活血之药并用；同时驱邪不伤正，故辅以养血益气之品。同时患者见纳少、腹胀、便秘等腑气不通之症，韩老以生大黄、芒硝通腑降气。

（韩丽霞）

医案四

张某，男，64 岁。初诊：2018 年 4 月 17 日。

抑郁、幻听 4 个月余。患者家属代诉，4 个月未出屋，心悸，幻听，恐人欲逮之，时有狂躁，打骂，自觉耳朵堵，大便正常。脑梗死病史。舌质淡暗，苔厚，脉沉滑。

辅助检查：①心脏彩超：左室舒张功能减低；②颈部彩超：双侧颈动脉粥样硬化斑块形成；③腹部彩超：脂肪肝。

中医诊断：郁证（痰浊阻滞证）。

西医诊断：抑郁症。

方药：胆南星 6g，蜈蚣 4g，天麻 30g，石菖蒲 24g（后下），青礞石 30g（先煎），僵蚕 20g，地龙 30g，天竺黄 6g，郁金 30g，香附 30g，合欢皮 30g，黄芪 30g，当归 30g，阿胶 24g（烊化兑服），川芎 24g，何首乌 30g，丹参 30g，红花 30g（包煎），降香 24g，陈皮 24g，山药 30g，沉香 12g（后下）。7 剂，日 1 剂，水煎服。

二诊：2018 年 4 月 24 日。患者无头晕，双下肢酸懒，乏力，纳食可，睡眠较前好，上周外出活动两日，大便日 1 次，舌红苔薄脉滑。头颅 CT：透明膈间腔形成。调方：去僵蚕、天竺黄、阿胶，原方加五加皮 30g，麦冬 30g，五味子 18g，巴戟天 30g，菟丝子 30g（包煎）。7 剂，日 1 剂。

注意事项：在家人陪同下适当外出活动。

按语

郁证病因总属情志所伤，发病与肝关系密切，涉及心、脾。肝失疏泄，脾失健运，心失所养，脏腑阴阳气血失调是郁证的主要病机。本病始于肝失条达，疏泄失常，忧思伤脾，思则气结，以气机郁滞不畅为先，气郁则湿不化，湿郁则生痰，致痰气郁结；气郁日久，由气及血则血郁，进而化火。初期多实，日久转虚或虚实夹杂。

郁证虽以气血痰湿火食六郁邪实为主，病程日久，则易由实转虚，或因火郁伤阴导致阴虚火旺，心肾阴虚之证；或因脾伤气血生化不足，心神失养，而导致心脾两虚之证。如《类证治裁·郁证》说:"七情内起之郁,始而伤气,继必及血,终乃成劳。"

(董秀敏)

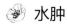 水肿

医案一

徐某,女,74岁。初诊:2012年9月8日。

双下肢水肿1个月。患者1个月前无明显诱因出现双下肢水肿,自服药物(具体不详),症状无改善,遂来诊。刻下症:双下肢水肿,神疲乏力,倦怠乏力,耳聋,胸闷,气短,纳呆,腹胀,眠差,小便短少,多泡沫,大便干。既往脑梗死、冠心病、泌尿系结石病史。舌质胖大,舌暗红,苔白,脉沉细涩。

辅助检查:①心脏彩超:主动脉瓣轻度反流,左室射血分数降低;②颈部彩超:双侧颈动脉硬化斑块形成;③腹部彩超:双肾实质回声增强;④头颅CT:右脑软化灶;⑤尿常规:尿蛋白(+++),白细胞(+)。

中医诊断:水肿(脾虚湿滞,瘀血阻络证)。

西医诊断:肾病综合征。

方药:生黄芪20g,炒白术25g,陈皮6g,桂枝12g,五味子6g,三七2g,红花30g(包煎),地龙10g,丹参10g,延胡索10g,何首乌10g,决明子10g,炒酸枣仁30g,鸡内金30g,沉香14g(后下),金钱草30g,鱼脑石30g(先煎),白芷30g,百合10g,芒硝3g(后下),萹蓄30g,泽泻10g,石韦30g,甘草6g。5剂,日1剂,分2次服用。

二诊:2012年9月13日。纳食较前好,双下肢酸懒缓解,无胸憋、活动后气短,双下肢水肿,大便日行1次,守方5剂。

三诊:2012年9月20日。诉腿脚凉,畏寒,夜间尤甚,双下肢无水肿,原方加党参30g,太子参30g,益母草15g。5剂。

按语

水肿是指体内水液潴留，泛滥肌肤，表现以头面、眼睑、四肢，甚至全身浮肿为特征的一类病证，其病位在肺、脾、肾。韩老治疗本病尤其重视脾，重视调节中焦升降斡旋之职。方中生黄芪、炒白术、陈皮健脾益气；桂枝温经通阳；五味子滋补肾阴；决明子、何首乌润肠通便；三七、红花、地龙、丹参活血化瘀通络；延胡索、沉香行气止痛；炒酸枣仁、百合养心安神；鸡内金健脾消食；金钱草、鱼脑石利尿通淋，溶石化石；芒硝泻下通便，同生黄芪共用复中焦升降之职；萹蓄、泽泻、石韦利尿通淋；甘草调和诸药。

（韩丽霞）

医案二

王某，女，62岁。初诊：2012年7月21日。

双下肢水肿3个月，加重1天。患者3个月前无明显诱因出现双下肢水肿，多方救治，症状未见明显好转。刻下症：双下肢水肿，按之凹陷不起，面浮肢肿，心悸，气促，咳嗽，咳痰，口干，腰部酸重，四肢厥冷，怕冷神疲，面色不华，纳眠差，小便短少，大便干，4日未行。舌质淡胖，苔白腻，脉沉弱。

辅助检查：①心脏彩超：左室舒张功能减低，主动脉反流（轻度）；②颈动脉彩超：双侧颈动脉斑块形成；③股动脉彩超：双侧股动脉板块形成。

中医诊断：水肿（脾肾阳虚证）。

西医诊断：慢性心力衰竭。

方药：党参10g，炒白术10g，茯苓10g，陈皮6g，黄芪10g，山药10g，五味子6g，石韦10g，紫苏子10g，丹参10g，黄芩10g，葛根15g，炙麻黄5g，射干10g，细辛3g（后下），法半夏9g，车前草10g，半边莲15g，生大黄6g（后下），芒硝3g（后下）。3剂，日1剂，水煎取汁，2次分服。

二诊：2012年7月24日。服药后水肿稍好转，小便畅，偶有头晕，眠差，口干，续上方加减：天麻20g，黄芪30g，丹参20g，炒酸枣仁20g，百合10g。2剂，水煎服。

按语

关于水肿的治疗,《素问·汤液醪醴论》提出"去菀陈莝""开鬼门""洁净府"三条基本原则。韩老对本病的治疗体现了这一治疗原则。方中党参、生黄芪、炒白术、茯苓、陈皮、山药健脾益气;紫苏子、五味子敛肺止咳平喘;石韦、车前草利水通淋;丹参养血活血;黄芩清热;葛根生津止渴;炙麻黄宣肺平喘;射干祛痰利咽;细辛温肺化饮;法半夏健脾燥痰;半边莲清热解毒;生大黄、芒硝泻下通便。

(王晴)

点评

韩老认为学生对这份病例分析得比较到位。水肿的病位在肺、脾、肾,基本病机是肺失通调,脾失转输,肾失开合,三焦气化不利。但脾为后天之本,主运化水液,因此,需要注重健脾扶正。

水肿一病,病因繁杂,病理变化复杂,累及多个脏腑。一般而言,水肿以头面为主,恶风头痛者,多属风;水肿以下肢为主,纳呆身重者,多属湿;水肿而伴有咽痛溲赤者,多属热;因疮痈、猩红赤斑而致水肿者,多属疮毒。若水肿较甚,咳喘较急,不能平卧者,病变部位多在肺;水肿日久,纳食不佳,四肢无力,苔腻身重者,病变部位多在脾;水肿反复,腰膝酸软,耳鸣眼花者,病变部位多在肾;水肿下肢明显,心悸怔忡,胸闷烦躁,甚则不能平卧者,病变部位多在心。对于几个病因夹杂,多个脏腑同病者,须结合病史及水肿病机传变规律综合进行分析。

淋证

医案一

周某,女,48岁。初诊:2012年8月7日。

尿频尿急尿痛一周。患者一周前无明显诱因出现尿频,尿急,尿道涩痛,自服药物(具体不详),症状无明显改善,遂来诊。刻下症:尿频,尿急,尿道涩痛，腰酸，小腹部不适，纳差，口苦，胃脘部隐痛，自觉双下肢酸胀疼痛，大便干，2~3日一行。舌质红，苔黄腻，脉滑数。

辅助检查：①尿常规：白细胞（++）；②腹部彩超：胆囊息肉，子宫肌瘤。

中医诊断：热淋（下焦湿热证）。

西医诊断：①泌尿系感染；②胆囊息肉；③子宫肌瘤。

方药：板蓝根25g，金钱草30g，黄柏18g，紫花地丁20g，金银花20g，夏枯草10g，龙胆草15g，白屈菜12g，炒白术20g，山药20g，茯苓25g，陈皮15g，木香12g（后下），延胡索10g，厚朴20g，火麻仁30g（先煎）。2剂，日1剂，水煎取汁，分早中晚温服。

二诊：2012年8月11日。排尿畅，无尿频、尿急，无尿道涩痛感，纳食较前好。原方加郁金10g，鸡内金10g。2剂，日1剂。

三诊：2012年8月15日。自觉症状缓解，纳食可，无口干、口苦，大便正常。舌质红，苔薄黄，脉滑。守上方2剂，日1剂。

按语

淋证是指因饮食劳倦、湿热侵袭而致的以肾虚，膀胱湿热，气化失司为主要病机，以小便频急，滴沥不尽，尿道涩痛，小腹拘急，痛引腰腹为主要临床表现的一类病证。韩老治疗本病以清热解毒、清利湿热为主。同时，在大队寒凉药中配伍健脾护胃益气之品，以防寒凉太过伤正。方中板蓝根、金钱草、金银花、紫花地丁清热解毒；黄柏清下焦湿热；夏枯草、龙胆草清肝胆湿郁热；白屈菜清热解毒，镇痛；炒白术、茯苓、山药、陈皮健脾益气，扶助正气；木香、延胡索行气止痛；厚朴行气温中；火麻仁润肠通便。

（韩丽霞）

医案二

杨某，女，47岁。初诊：2012年2月21日。

反复发作尿频尿急尿痛一年余。患者一年前无明显诱因出现尿频、尿急、尿痛，于外院抗炎等治疗，症状好转，之后反复发作。刻下症：患者反复出现尿频、尿急、尿痛，倦怠乏力，头晕，气短，腰膝酸软，偶有腹胀腹痛，纳呆，口干，口苦，无发热恶寒，纳眠差，小便色深黄，大便干，3日一行。月经量少，色暗，有血块。舌红苔黄，脉滑数。尿常规：白细胞（+++），红细胞（++），细菌（↑↑↑）。

中医诊断：淋证（脾肾亏虚，下焦湿热证）。

西医诊断：泌尿系感染。

方药：生黄芪30g，太子参20g，茯苓30g，炒白术25g，陈皮15g，山药25g，炒杜仲30g，龟甲30g（先煎），金银花30g，板蓝根30g，夏枯草30g，紫花地丁30g，小蓟50g，白屈菜18g，车前草20g，石韦30g，芒硝6g（后下），延胡索10g，川楝子6g，鸡内金30g，当归30g，红花30g（包煎），天麻30g，沉香14g（后下），丹参25g，炒酸枣仁30g，葛根30g。7剂，日1剂，水煎取汁，3次分服。

二诊：2012年3月1日。服药后尿急好转，仍尿频，尿烧灼感，偶有腹胀腹痛。腹部彩超未见明显异常。调方：上方减去芒硝，加入佛手30g，厚朴20g，以行气消胀；百合30g加强滋阴清热之效；黄连30g，半边莲30g加强滋阴清热之功；金钱草30g以利水通淋。继服14剂，症状消失，复查尿常规（−）。

按语

患者病程久，病势缠绵，致使脾肾亏虚，久淋不愈，湿热耗伤正气，治疗时需要虚实兼顾。方中生黄芪、炒白术、太子参、茯苓、陈皮、山药健脾扶正；炒杜仲补肾阳，强腰脊；龟甲滋补肾阴；金银花、板蓝根、紫花地丁作为对药清热解毒；小蓟清热凉血；白屈菜清热镇痛；车前草、石韦利水通淋；芒硝一则软坚通便，二则与生黄芪，一升一降，复中焦升降枢纽之职；延胡索、川楝子、沉香行气止痛；鸡内金健脾消食；当归、红花、丹参活血养血；炒酸枣仁养心安神；葛根生津止渴。

（王晴）

医案三

王某，男，26岁。初诊：2017年1月7日。

左侧腰腹疼痛不适1个月余。患者1个月前无明显诱因突然出现左侧腰腹疼痛不适，排尿涩痛不畅，于外院诊断为泌尿系结石，经治疗，患者症状反复，随来诊。刻下症：左侧腰腹突然疼痛不适，排尿涩痛不畅，少腹拘急，腰酸乏力，伴尿频、尿急，偶见尿液混浊，色暗，夹有血丝，痛时伴恶心，无呕吐，平素纳眠尚可，大便调。舌红，苔薄黄，脉弦数。

中医诊断：热淋（湿热瘀滞证）。

方药：金钱草30g，鸡内金30g，海金沙30g（包煎），郁金30g，石韦30g，车前子30g（包煎），白茅根30g，萹蓄30g，太子参30g，炒白术20g，山药20g，茯苓30g，陈皮24g，沉香6g（后下），木香18g（后下），延胡索10g，夏枯草30g，山茱萸30g，枸杞子30g，甘草9g。7剂，水煎取汁，早晚分服。

二诊：2017年1月15日。患者诉左侧腰腹疼痛症状明显减轻，仍有腰酸，乏力，眼干，咽部不适，盗汗。原方加党参20g、黄芪20g加强健脾益气之功；白芷12g加强止痛之效；决明子30g、夏枯草30g以清肝明目；地骨皮10g以清退虚热。7剂，水煎服。

三诊：2017年1月24日。患者诉无明显左侧腰腹疼痛不适，无明显肉眼血尿及尿频、尿急、尿痛，排尿畅，大便可。嘱平时多饮水，适量运动，定期复查彩超。

按语

淋证的基本治则是实则清利，虚则补益。韩老认为脾胃功能失调是石淋形成的最基本病机，并创建了以调理中焦脾胃功能、清其源流为原则治疗结石的方剂。方中金钱草、海金沙、鸡内金、石韦、郁金排石化石；萹蓄、车前子清热利湿通淋；夏枯草清肝胆郁热；白茅根凉血止血；太子参、炒白术、山药、茯苓、陈皮健运脾胃；沉香、木香、延胡索行气止痛；山茱萸、枸杞子滋补肝肾；甘草调和诸药。

（韩雪莹）

医案四

王某，女，63岁。初诊：2012年1月28日。

尿血2年。患者2年前体检时发现尿常规红细胞（++），未予重视，之后间断复查尿常规红细胞波动在（+）~（+++），遂来诊。刻下症：小便略灼热，尿色偏红，平素腰酸，乏力，心烦易怒，头晕，纳差，大便时干3日一行。舌暗红，苔黄，脉细数涩。

辅助检查：①外院肾功能：肌酐90μmol/L；②我院血常规：（-）；③尿常规：红细胞（++）；④腹部彩超：右肾萎缩，大小7.1cm×2.2cm；⑤空腹血糖：6.8mmol/L。

中医诊断：血淋（脾肾亏虚，兼湿热下注）。

西医诊断：①血尿；②先天右肾萎缩。

方药：生黄芪20g，太子参15g，山药20g，炒白术15g，龟甲30g（先煎），火麻仁30g（先煎），炒杜仲20g，沉香14g（后下），陈皮10g，葛根20g，枳壳15g，红花30g（包煎），金银花25g，板蓝根20g，丹参15g，天麻20g，夏枯草30g，龙胆草20g，车前草20g，半边莲20g。7剂，日1剂，水煎取汁，3次分服。

二诊：2012年2月4日。患者诉服药后无明显不适，乏力好转，二便调。调方加茯苓25g，百合20g，小蓟50g。7剂，日1剂，水煎服。后守方14剂，尿常规（-）。

按语

患者病程长，病势缠绵，虚实夹杂。韩老在治疗时虚实并重，补虚泻实。方中生黄芪、太子参、炒白术、山药、陈皮健运脾胃；龟甲、炒杜仲滋肾阴，补肾阳；火麻仁润肠通便；沉香、枳壳行气止痛；葛根生津止渴；红花、丹参养血活血；金银花、板蓝根、半边莲清热解毒；龙胆草、夏枯草清肝胆湿热；天麻平抑肝阳；车前草利水渗湿。

（王晴）

医案五

穆某，女，60岁。初诊：2018年10月16日。

尿频5年。患者5年前无明显诱因出现尿频，多方治疗无效（具体用药不详），夜尿平均1小时一次，眠差，心烦易激，头晕，少腹憋胀，排尿腹痛，大便日一次。高血压、冠心病病史。孕3产2。舌暗少苔，脉细涩。

辅助检查：①快速血糖：5.9mmol/L；②泌尿系CT未见明显异常；③心脏彩超：左室舒张功能减低；④颈动脉彩超：颈动脉粥样硬化斑块形成。

中医诊断：气淋（肾气不足证）。

西医诊断：①神经源性膀胱尿道功能障碍；②高血压；③冠状动脉粥样硬化性心脏病。

方药：龟甲10g（先煎），五味子6g，车前子10g（包煎），香橼6g，红芪10g，山药10g，生薏苡仁10g，陈皮6g，丹参10g，川芎10g，红花10g（包煎），当归10g，羚羊角粉0.3g（单冲），天山雪莲6g。2剂，日1剂，水煎服，日3次分服。

二诊：2018年10月18日。憋尿时小腹痛，夜尿次数较前稍有减少，便稀。调方：龟甲20g（先煎），五味子20g，车前子10g（包煎），香橼20g，太子参30g，生黄芪30g，生薏苡仁10g，山药30g，炒白术20g，陈皮12g，莱菔子30g，茯苓20g，鸡内金30g，连翘20g，白屈菜10g，延胡索10g，丹参10g，川芎10g，红花10g（包煎），当归30g。7剂，日1剂，水煎服，日三次。

三诊：2018年10月25日。尿频明显好转，口苦，夜间重，仍有头晕，大便次数多。调方：去黄芪、连翘，加天麻20g，青礞石30g（先煎），石菖蒲15g（后下）。5剂，日1剂，水煎服。

按语

韩老认为对于本病的治疗，不能用固涩，而应该注重补益脾肾。方中龟甲、五味子滋补肾阴；红芪、山药、生薏苡仁、陈皮健脾益气；车前子利水渗湿；香橼疏肝理气；丹参、红花、当归、川芎活血化瘀；羚羊角粉平肝息风；

天山雪莲温肾助阳，活血通经。二诊较原方减去了羚羊角粉和天山雪莲，增加了健脾益气、和胃消食的太子参、茯苓、炒白术、莱菔子、鸡内金；增加了白屈菜、延胡索以止痛。三诊还出现化热征象，故去掉黄芪、连翘。患者仍头晕，故加入天麻、青礞石平抑肝阳，石菖蒲开窍宁神、化湿和胃。

（韩雪莹）

医案六

王某，女，71岁。初诊：2019年1月19日。

尿频数月。数月前患者无明显诱因出现尿频，平均2小时一次小便，伴尿急，多方就诊，疗效欠佳，随来诊。刻下症：尿频，平均2小时一次小便，伴尿急，饮水稍多后小便次数增加，时有小便不受控制，自行排出，急躁易怒，头晕，纳欠佳，眠差，大便调。既往高血压30余年、膀胱炎病史。舌暗苔白，脉细涩。

辅助检查：①外院尿常规：红细胞（+），微量白蛋白185g/L；②心脏彩超：二、三尖瓣反流（轻度）左室功能减低；③颈动脉彩超：双侧颈动脉斑块形成。

中医诊断：淋证（肾气亏虚，下焦瘀滞证）。

西医诊断：①泌尿系感染；②高血压；③冠心病。

方药：熟地黄20g，盐益智仁30g，乌药30g，五味子18g，桂枝10g，何首乌10g，炒酸枣仁30g，地龙30g，黄芪30g，山药30g，陈皮24g，茯苓30g，炒栀子9g，龙胆草6g，夏枯草30g，金樱子10g，天麻30g，法半夏6g，泽泻30g，川芎24g，车前子30g（包煎），石菖蒲24g（后下），青礞石30g（先煎），甘草12g。7剂，日1剂，水煎取汁，日3次分服。

二诊：2019年1月26日。药后小便稍能自控，头晕缓解，偶有腰酸，大便不成形。舌红，苔白，脉沉细。处方：上方减天麻，加杜仲30g，牛膝30g。3剂，日1剂，水煎取汁，日3次分服。

按语

尿失禁是老年人的常见病。韩老治疗本病以补肾填精、健脾益气为主，辅以固涩之品。方中熟地黄、五味子、何首乌补肾益精；乌药、盐益智仁暖肾固精缩尿；桂枝温经通阳；炒酸枣仁、石菖蒲安神助眠；地龙通络利尿；黄芪、山药、陈皮、茯苓、法半夏健脾和胃；炒栀子、龙胆草少量以防温药伤阴；夏枯草清肝胆郁热；金樱子固精缩尿；天麻、青礞石平抑肝阳；泽泻、车前子利尿通淋；川芎行气止痛；甘草调和诸药。复诊时据患者症状加入杜仲、牛膝以增强补肝肾、强筋骨之效。

（韩雪莹）

点评

韩老认为对于淋证系列病例，学生分析得比较到位。淋证的基本病机是湿热蕴结下焦，肾与膀胱气化不利。其病位在膀胱与肾，病理因素为湿热。病理性质初期为实，病久转虚，或虚实夹杂。因此，在治疗上，需要清热利湿通淋，也要适时培补脾肾。

韩老认为脾胃功能失调是石淋形成的最基本病机，脾胃功能的失调使中焦郁滞，久则蕴生湿热，传于下焦，且中焦枢纽气化功能不行，不能排除体内废浊之物则沉淀凝聚，加之湿热煎熬，结石以生。

消渴

医案一

韩某，女，36岁。初诊：2012年1月7日。

发现血糖升高1年。患者1年前因血糖升高诊断为2型糖尿病，自服降糖药（具体药物不详）治疗，空腹血糖控制在7.6mmol/L。刻下症：多食易饥，口干、口苦，消瘦，头痛，腰膝酸软，左侧腹部隐痛，无明显肉眼血尿，无恶心呕吐，纳眠差，小便短少，大便干燥，3日一行。月经量少，色暗，有血块。舌淡苔薄，脉沉。既往泌尿系结石病史。

辅助检查：①空腹血糖：8.5mmol/L；②尿常规：白细胞（±）；③腹部彩超未见明显异常；④立位腹平片未见明显异常。

中医诊断： 消渴（脾肾两虚，内有郁热证）。

西医诊断： 2型糖尿病。

方药： 生黄芪30g，陈皮15g，山药20g，炒白术20g，炒杜仲30g，龟甲20g（先煎），天麻30g，干姜20g，当归30g，红花30g（包煎），益母草30g，金钱草30g，板蓝根30g，白屈菜18g，紫花地丁20g，夏枯草30g，鸡内金30g，沉香14g（后下），延胡索10g，葛根30g，炒酸枣仁30g，百合30g，生大黄6g（后下），芒硝6g（后下）。7剂，日1剂，水煎取汁，3次分服。

按语

消渴的主要病机是阴虚燥热，阴虚为本，燥热为标。《医学心悟·三消》曰："三消之症，皆燥热结聚也。大法，治上消者，宜润其肺，兼清其胃……治中消者，宜清其胃，兼滋其肾……治下消者，宜滋其肾，兼补其肺……"韩老此方中生黄芪、陈皮、山药、炒白术健脾和胃；炒杜仲、龟甲滋补肝肾；天麻平抑肝阳；当归、红花、益母草活血化瘀；金钱草利水通淋；板蓝根、地丁清热解毒；夏枯草清肝胆郁热；白屈菜清热镇痛；干姜温中防寒凉伤胃；鸡内金健脾消食；沉香、延胡索行气止痛；葛根生津止渴；炒酸枣仁、百合安神助眠；生大黄、芒硝泻下通便，且芒硝和生大黄作为恢复中焦脾胃升降斡旋枢纽的对药，体现出韩老在治疗消渴时也注重"调中"思想。

（王晴）

医案二

朱某，女，27岁。初诊：2018年1月11日。

多食易饥半年。患者半年前无明显诱因出现多食易饥的情况，于外院经查后诊断为2型糖尿病，随来诊。刻下症：多食易饥，伴心慌，口干，口苦，形体消瘦，倦怠乏力，纳眠可，小便多，大便调。舌红苔薄黄，脉数。既往多囊卵巢、胆囊结石病史。

辅助检查：①血常规（-）；②快速血糖：14.6mmol/L；③尿常规：尿糖（+++），尿蛋白（++），酮体（±），红细胞（+）；④生化检测：尿糖16.9mmol/L，谷丙转氨酶59U/L，谷氨酰转移酶62U/L，总胆固醇6.18mmol/L，甘油三酯7.04mmol/L，C-反应蛋白15.8mmol/L；④腹部彩超：脂肪肝，胆囊结石（充满型）较大者1.1cm×0.4cm，脾厚。

中医诊断：消渴（燥热伤津证）。

西医诊断：①糖尿病；②胆囊结石；③多囊卵巢综合征。

方药：生石膏20g（先煎），知母15g，炒栀子10g，生地黄20g，山药30g，炒白术20g，茯苓30g，陈皮24g，柴胡12g，枳实24g，夏枯草30g，香橼18g，香附30g，蒲公英30g，水牛角30g（先煎），生薏苡仁30g，五味子18g，丹参30g，泽泻30g，车前子30g（包煎），厚朴24g，荷叶30g，甘草18g。7剂，日1剂，水煎取汁，日3次分服。

嘱监测血糖，严格控制每餐主食量，加强运动。

二诊：2018年1月18日。患者自行检测1周血糖，血糖数值逐渐下降，今日就诊查空腹血糖7.4mmol/L；尿常规：尿蛋白（++），酮体（+）。患者诉饥饿后心慌症状减轻，余无不适。调方：加沉香12g（后下），木香18g（后下）。7剂，日1剂，水煎取汁，日3次分服。嘱继续监测血糖。

按语

消渴多因先天禀赋不足，素体阴虚，加之饮食失节、情志不遂或劳欲过度所致。其基本病机是阴虚燥热，故治疗以养阴生津、清热润燥为基本原则。韩老考虑到该患者胆囊结石多年，肝胆瘀滞，横逆犯脾，脾胃功能失调，所以用药立足于肝，注重疏理肝气，养胃健脾，使中药降糖起到很好的疗效。方中生石膏、知母、炒栀子清胃泻火；生地黄滋肺胃之阴；山药、炒白术、茯苓、陈皮健脾益气；柴胡、枳实疏肝理气；夏枯草清肝胆郁热；香橼、香附、厚朴理气和中；蒲公英清热解毒；五味子生津；丹参养血活血；水牛角清热凉血；生薏苡仁、泽泻、荷叶健脾祛湿；车前子利尿通淋；甘草调和诸药。

韩老认为学生对本案例分析的比较到位。"调中法"不仅仅适用于结石病，对于消渴的治疗也需要重视调理中焦脾胃。

"调中法"认为脾胃位居中焦,是升降的枢纽,脾胃的升降影响着各脏腑的阴阳升降,因此脾胃健运,是机体活跃的基础。"调中法"的思想源于《黄帝内经》"五脏者,皆禀气于胃,胃者,五脏之本也"。脾胃为仓廪之官,脾胃通过经络联系而互为表里。脾主运化,主升清,使水谷精微等营养物质输布全身发挥其营养功能,脾以升为顺。胃主受盛、腐熟,主通降,食物入胃,经胃的腐熟后,进入小肠,才能进一步消化吸收,胃以降为和。受金元时期李东垣《脾胃论》影响,宗"脾胃即伤,百病由生"的思想,治疗疾病重视脾胃,顾护胃气。脾胃为后天之本,气血生化之源,是气机升降之枢纽,中焦气机通畅,则肺气得宣,肝气得疏,心火得下,肾水得上。故脾胃气机通畅,运化正常是人体各项生命活动的关键。

(韩雪莹)

虚劳

医案一

王某,男,81岁。初诊:2017年6月3日。

纳差、乏力半年余。患者于半年前无明显诱因逐渐出现纳食不香,体重减轻十余斤,近1个月自觉乏力加重,气短,下肢酸懒,精神欠佳,眠差,偶有耳鸣,尿畅,大便尚调。心脏彩超:二、三尖瓣反流,左室舒张功能减低。糖尿病、冠心病病史,药物治疗。舌质暗红,苔薄白,脉弦涩。

中医诊断: 虚劳(脾肾亏虚证)。

西医诊断: ①2型糖尿病;②冠心病。

方药: 黄芪30g,桂枝6g,丹参20g,川芎20g,赤芍20g,三七粉8g(单冲),红花20g(包煎),降香18g,葶苈子30g,地龙30g,何首乌30g,车前子30g(包煎),巴戟天20,山茱萸20g,菟丝子20g(包煎),五味子18g,炒酸枣仁30g,五加皮30g,麦冬30g,天麻30g。3剂,水煎取汁,分早晚服。

二诊: 2017年6月8日。睡眠好转,气短好转,乏力减轻,仍有下肢酸懒,耳鸣,二便调。舌淡暗,苔薄白,脉弦。处方:守原方7剂。

三诊：2017 年 6 月 22 日。患者睡眠好转，乏力减轻，双下肢酸懒好转，较前有精神，活动尚可，偶有耳鸣，二便调。舌暗，苔薄白，脉弦。处方：守原方 7 剂。

按语

肾为先天之本，脾为后天之本，先后两天皆固，神旺精足；反之，精气亏，疲乏无力，无以充养他脏。两肾中间命门之火为先天真阳，此火衰微则无以熏蒸脾胃，脾运不健，饮食减少，而精气日衰。因此，用大量黄芪、山茱萸、菟丝子、何首乌，益精添髓，补养脾肾。老年人病种多，病情复杂，治疗以补益为主，慎攻伐，顾护脾肾。

年老之人在五脏虚损的生理状态下，较易出现心理问题，如抑郁不舒、心情低落或焦躁不安等。该患者 81 岁高龄，独自就诊，虽有儿女但并没有陪诊，患者的负面情绪也会影响疾病的治疗。故治疗疾病的同时，亦需多关注患者心理，鼓励其抵御疾病，坚强地生活。

治疗本例患者需抓主诉，准确把握疾病特点，治疗应注重活血化瘀，调节神经，改善睡眠，补养肾精肾气，补气健脾等。

（董秀敏）

医案二

王某，女，69 岁。初诊：2018 年 6 月 16 日。

肾癌术后 5 年，右胁痛 1 个月余。患者 5 年前因肾癌切除右侧肾脏，现已腹腔转移。近 1 个月来右胁痛，食后加重伴胃痛，无口干、口苦，无白带，时有头晕，下肢乏力，眠可，纳欠安，二便调，体重稍有减轻。

辅助检查：①CT：肝内钙化灶，胆囊多发结石，右肾缺如，胰尾部占位灶，胰管扩张，右上腹腔占位灶；②颈动脉彩超：双侧颈动脉硬化斑块；③心脏彩超：左房扩大，肺动脉高压（轻度），左室舒张功能减低，二尖瓣、三尖瓣、主动脉瓣反流（轻度）。

中医诊断：虚劳（气虚血瘀证）。

西医诊断：①胆囊结石；②胰腺占位；③冠心病。

方药：板蓝根20g，白芍20g，赤芍20g，金钱草30g，生大黄3g（后下），郁金12g，鸡内金20g，木香24g（后下），夏枯草20g，炒白术20g，陈皮24g，山药30g，延胡索10g，白屈菜10g，丹参20g，川芎12g，当归20g，红花20g（包煎），降香18g，三七8g，黄芪30g，茯苓20g，葶苈子20g，地龙20g，天麻20g，何首乌20g，威灵仙20g，仙茅10g，白花蛇舌草30g，灵芝12g，车前子30g（包煎），阿胶15g（烊化兑服）。7剂，水煎服。

二诊：2018年6~8月。患者诉服药后疼痛缓解，时有口中灼热感、口涩，体重减轻不明显，乏力好转。面色较前红润、光泽。

按语

急则治其标，缓则治其本。本病患者肾癌术后5年，腹腔转移，现因胆囊结石疼痛，治疗首当治标，止痛排石，兼顾护虚劳，扶正固本、散结消肿。本病属于"虚劳""胁痛"范畴。久病气虚，血行不畅，中焦运化失司，久而成石。治当益气活血，排石止痛，扶正祛邪，散结消肿。板蓝根、白芍、赤芍、金钱草、生大黄、郁金、鸡内金、木香溶石排石；夏枯草、炒白术、陈皮、山药调理中焦，顾护胃气；丹参、川芎、当归、红花、降香、三七活血化瘀；延胡索、白屈菜消炎止痛；仙茅、白花蛇舌草、灵芝、阿胶散结消肿，扶正固本。

（梁云蕾）

医案三

苏某，女，54岁。初诊：2019年11月2日。

乏力1个月余。患者1个月前身感周身乏力，腰酸背痛，伴嗜睡，时有头晕，胃胀，二便正常。冠心病病史2年。绝经10年。舌淡红，有齿痕，苔白，脉细弱。

辅助检查：①头颅CT未见明显异常；②心脏彩超：主动脉瓣钙化伴反流（轻度），三尖瓣反流（轻度），左室舒张功能减低；③颈动脉血管彩超：颈动脉硬化斑块形成。

中医诊断： 虚劳（气血亏虚证）。

方药： 丹参30g，川芎20g，红花20g（包煎），降香20g，赤芍20g，黄芪30g，桂枝12g，地龙30g，何首乌30g，灵芝12g，车前子30g（包煎），巴戟天20g，山茱萸20g，菟丝子20g（包煎），生杜仲20g，天麻20g，石菖蒲20g（后下），青礞石20g（先煎），当归30g，益母草30g，香附30g，陈皮20g，山药30g，炒白术20g，夏枯草30g，太子参30g，番泻叶4g（后下）。7剂，水煎取汁，早中晚分服。

二诊： 2019年11月9日～2020年1月11日。患者服药后自诉乏力明显缓解，仍有腰背酸痛不适。舌质淡暗，苔薄白，边有齿痕。调方：丹参30g，川芎20g，红花20g（包煎），降香20g，半边莲20g，狗脊10g，赤芍20g，牛膝15g，独活20g，五味子10g，葛根10g，黄芪30g，桂枝12g，地龙30g，灵芝12g，车前子30g（包煎），巴戟天20g，山茱萸20g，菟丝子20g（包煎），生杜仲20g，白芷10g，天麻20g，石菖蒲20g（后下），番泻叶2g（后下），青礞石20g（先煎），当归30g，香附30g，陈皮20g，山药30g，炒白术20g，夏枯草30g，太子参30g。7剂，水煎取汁，早中晚分服。

三诊： 2020年1月18日。患者服药后腰背痛不适明显减轻，胃胀头晕减轻，无乏力症状，纳眠可，二便调。嘱患者畅情志，规律饮食，不适随诊。

按语

本病属于"虚劳"范畴。虚劳是指由各种原因引起的以脏腑元气亏损、阴阳气血不足为主要病理表现的多种慢性衰弱证候。因此，凡以慢性功能减退或虚性亢奋为主要临床表现的病证，均可称为虚劳，又称为虚损。中医学认为五劳（久视伤血、久卧伤气、久坐伤肉、久立伤骨、久行伤筋）、六极（筋极、骨极、血极、肉极、精极、气极）、七伤（大饱伤脾，大怒气逆伤肝，强力举重、久坐湿地伤肾，形寒、寒饮伤肺，忧愁思虑伤心，风雨寒暑伤形，大恐惧、不节伤志），凡先天不足，后天失养，体虚致病，久病失调，以致脏腑亏损，气血虚弱，逐渐发展为元气亏耗，久虚不复而出现各种虚损证候者，均属虚劳范畴。虚劳亏损所致的发热，以阴虚为多见。《诸病源候论·虚劳热候》："虚劳而热者,是阴气不足,阳气有余,故内外生于热,非邪气从外来乘也。"多因醉饱后入房、忧思劳役、饮食失调或大喜大怒大痛大沮所致。初病症见夜热、内热、虚热,本病乃为骨蒸内热潮热,治宜养阴清热,疏邪润燥(见《理虚元鉴》卷上)。亦可因瘀血而致,如《医门法律》中明确指出"虚劳发热,未有不由瘀血者"。是必饮食起居过时失节,营卫凝滞,先成内伤,然后随其气所阻之处,血为瘀积。此为虚中实证,治以活血化瘀为主,用大黄䗪虫丸等方。本病患者年老体衰,气血亏虚,久虚不复而出现虚损证候。韩老治以补益气血,补虚缓急。方中黄芪、灵芝、山茱萸、太子参、炒白术益气补虚,丹参、川芎、红花、降香、赤芍、当归、香附、益母草活血补血,天麻、石菖蒲、青礞石调节神经系统功能,陈皮、山药、夏枯草降逆和胃,共奏补气益血、补虚缓急之功。同时方中少佐温阳之品如桂枝、巴戟天等,意在少火生气,促进气血恢复。

(梁云蕾)

医案四

李某,女,29岁。初诊:2017年4月6日。

周身乏力2周。周身乏力明显,双下肢酸困,自汗,月经不调,伴经期腹痛,量少色暗,纳眠可,小便可,便溏,不成形。舌淡胖,有齿痕,苔滑,脉濡涩。

中医诊断:虚劳(湿浊困阻证)。

方药:桃仁30g,香附30g,红花20g(包煎),当归30g,益母草30g,穿山甲6g(先煎),牛膝30g,猪苓30g,茯苓30g,泽泻30g,赤芍20g,牡丹皮30g,黄柏18g,炒栀子10g,车前子30g(包煎),茵陈30g,太子参30g,炒白术20g,山药30g,鸡内金30g,沉香9g(后下),天麻30g。7剂,分2次服用。

二诊:2017年4月16日。患者周身乏力症状较前明显好转,大便成形,仍有自汗,咽喉红肿不适。用药:上方加红芪20g,紫花地丁30g。7剂,分2次服用。

三诊:2017年4月23日。患者周身乏力症状较前明显好转,大便成形,仍有自汗，咽喉红肿不适。守上方7剂，分2次服用。

按语

韩老认为，湿阻证由湿浊邪气阻滞气机所致，以身体重困，关节、肌肉酸痛，屈伸不利，腹胀腹泻，食欲不振，苔滑脉濡等为常见症状，治宜运脾化湿。《时病论·食泻》曰："食泻者，即胃泻也。缘于脾为湿困，不能健运，阳明胃府，失其消化，是以食积太仓，遂成便泻。"方中太子参、炒白术、茯苓益气健脾，猪苓、茯苓、泽泻、车前子渗湿止泻，上药共奏健脾益气、渗湿止泻之功；黄柏、地丁清热解毒；桃仁、红花、当归、益母草、牛膝、赤芍活血止痛；沉香、香附行气止痛以调经。

（韩雪莹）

阳痿

柳某，男，24岁。初诊：2012年8月9日。

阳痿早泄数月。患者腰部隐痛，乏力，健忘，耳鸣，阳痿，早泄，少腹部凉，排尿频数，面色白。腹部CT：膀胱壁增厚。舌质红，苔少，脉弦长。

中医诊断： 阳痿（肾虚证）。

西医诊断： 阳痿。

方药： 天麻10g，红花5g（包煎），黄芪30g，黄芩10g，陈皮6g，厚朴6g，锁阳20g，熟地黄30g，巴戟天20g，淫羊藿20g，生杜仲20g，阳起石6g，五味子6g，覆盆子20g，肉桂6g，鹿角胶6g（烊化兑服），菟丝子20g（包煎），牛膝20g，甘草6g，金樱子20g，党参30g，枸杞子10g。5剂，分2次服用。

二诊： 2012年8月14日。腰部酸痛，尿频减轻，饮食可，眠差。守方10剂。

三诊： 2012年8月25日。腰痛缓解，十日内遗精2次，精神可，唇红。舌质淡红，苔薄白，脉沉。守方10剂。

四诊： 2012年9月4日。乏力减轻，时有腰酸，纳食可，自觉有力，无遗精。守方7剂。

按语

韩老治疗男科疾病，从脾肾论治。肾藏精，主封藏，肾精不宜过度耗泄，耗泄过度可出现腰膝酸软、眩晕耳鸣、精神萎靡、遗精、早泄等症状。脾主统血，"五脏六腑之血，全赖脾气统摄"，脾在志为思，思想负担过重，则耗伤心血，损伤脾气。肾主封藏，韩老在补肾温阳的同时，予五子衍宗丸加减平补肾精，培固先天，达固精关、疗阳痿之效。故治疗上补肾健脾，同时注重解除患者精神因素。

（韩丽霞）

腰痛

医案一

李某，男，62岁。初诊：2017年12月2日。

右侧腰酸间断性发作半年。患者半年前出现右侧腰酸不适，无明显肉眼血尿，无明显小腹疼痛，无明显尿频、尿急、尿痛、尿畅，眠欠安，晨起喘憋，大便可，1日一行。冠心病病史多年，于2016年12月行心脏支架置入术；泌尿系结石病史10年余。舌暗红，有瘀点，苔白，脉细涩。

辅助检查：①血常规（–）；②尿常规：潜血（±）；③生化检测：肌酐110µmol/L，尿酸494µmol/L，同型半胱氨酸47.0µmol/L，总胆红素（偏高）血钙偏低；④甲状腺功能检测：三碘甲腺原氨酸偏高，促甲状腺激素偏高；⑤心电图：窦性心动过缓；⑥泌尿系CT：右肾低密度灶，前列腺增生；⑦心脏彩超：主动脉瓣、二尖瓣、三尖瓣反流（轻度）。

中医诊断：腰痛（气血瘀滞，肾气亏虚证）。

方药：当归30g，地龙30g，天麻30g，川芎24g，何首乌30g，五加皮30g，麦冬30g，丹参30g，巴戟天30g，山茱萸30g，生杜仲30g，牛膝30g，赤芍20g，白芍20g，陈皮24g，山药30g，红花30g（包煎），降香24g，三七粉 8g（单冲），桂枝 6，鸡内金 30g，郁金 30g，黄芪 30g，茯苓 30g，白屈菜 10g，沉香 15g（后下），葶苈子 30g。7 剂，水煎服，日 1 剂。

二诊：2017 年 12 月 9 日。患者服药后右侧腰酸不适缓解，仍有喘憋，乏力气短。中药 14 剂，原方去白屈菜，沉香加量至 24g，赤白芍加量至 30g，加龙胆草 24g，生薏苡仁 30g，五加皮 30g。服药同前。

三诊：2017 年 12 月 30 日。患者诉服药后气短好转，无明显右侧腰酸不适，时有轻度自汗，喉中有痰，尿频，大便一日 2 次。舌质暗红，苔薄白，舌体偏胖，有齿痕。中药 7 剂，原方加金樱子 30g，鹿角胶 12g（烊化兑服），紫苏子 30g。嘱患者次年春天复诊。

按语

《丹溪心法·腰痛》归纳腰痛病因为"腰痛主湿热、肾虚、瘀血、挫闪、有痰积"。如岁气湿热行令，或长夏之际，湿热交争，或膀胱湿热，由腑及脏，或寒湿蕴结日久，郁而化热，转为湿热。湿热蕴结，阻遏经脉，伤及腰腹，亦可引起腰痛。实证以膀胱湿热为主者，治宜清热利湿；以热灼血络为主者，治宜凉血止血；以砂石结聚为主者，治宜通淋排石；以气滞不利为主者，治宜行气理气。虚证以脾虚为主者，治宜健脾益气；以肾虚为主者，治宜补虚益肾。

韩老认为，本病患者年过半百，肾气始衰，又因平素急躁易怒，肝气郁结，气滞不足以鼓舞血行，血脉瘀阻，不通则痛，则腰酸不适。肾气不足，小便清长频数。舌暗红，有瘀点，苔白，脉弦数乃下焦瘀滞之象。治以调中合当归活血汤加减。

（梁云蕾）

医案二

郭某，女，66 岁。初诊：2012 年 9 月 1 日。

腰痛多年。患者活动受限，近日受凉后，腰疼不能久坐，向腿部放射，无发热，眠差，心慌气短，外感后咳嗽，排尿正常。舌质红，苔薄少，脉细数。

辅助检查：①腹部彩超：左肾囊肿 2.2cm×2.7cm，子宫底结节样病变；

②心脏彩超：节段性室壁运动异常，左心扩大，二尖瓣反流，左心舒张功能降低；③颈部彩超：双侧颈动脉、股动脉斑块形成。

中医诊断：腰痛（寒湿腰痛，肝肾不足证）。

方药：白芍20g，甘草6g，山茱萸20g，红花10g（包煎），枳壳6g，生杜仲30g，熟地黄10g，牛膝10g，小茴香6g，桂枝12g，细辛3g（后下），地龙10g，制川乌3g（先煎），全蝎3g，何首乌10g，牡丹皮10g，水牛角10g（先煎），路路通10g，金银花15g，沉香9g（后下），穿山龙30g，白芷18g，百合10g，炒酸枣仁30g，天麻30g。5剂，日1剂，水煎服。

二诊：2012年10月9日。自觉腰腿痛有缓解，活动较前轻松，无心慌气短，纳可。守方5剂。

按语

凡由于腰部受损，气血运行失调，脉络绌急，或肾虚腰府失养所引起的以腰部一侧或两侧或正中发生疼痛为主要症状的一类病症，称之为腰痛。其病位在腰，但与肾及足太阳、足少阴、任、督、冲、带等经脉密切相关。初发多属实证，病久常见虚证，多由肾虚所致。《素问·至真要大论》说："诸寒收引，皆属于肾。"肾阳为人体阳气之根，能温煦全身脏腑组织。该患者受凉后，病情加重，是由于肾阳虚温煦失职，故用药中加入山茱萸、熟地黄、杜仲、牛膝以温肾阳，补肝肾，强筋骨，壮腰膝。桂枝散寒止痛、通阳化气，路路通祛风活络、通经，川乌祛风除湿、温经止痛，三药祛除寒邪，温经止痛，故复诊时患者腰痛减轻。

韩老认为，中医要有整体观，不能"头痛医头，脚痛医脚"。患者腰痛为主，伴随症状眠差、心慌乏力、咳嗽等也要同时治疗。

（韩丽霞）

医案三

尹某，女，53岁。初诊：2017年2月10日。

腰痛1个月余。患者腰痛，腰肢酸楚，盗汗，头晕，视物不清，眠欠安，口苦，纳可，白带黄。舌边红，苔薄白，脉沉。高血压病史3年余。绝经5年。

中医诊断： 腰痛（肝肾阴虚，湿热下注证）。

方药： 炒栀子10g，夏枯草30g，生地黄20g，车前子30g（包煎），天麻30g，黄芪30g，法半夏9g，茯苓30g，泽泻30g，川芎12g，三七粉4g（单冲），丹参20g，地龙30g，何首乌30g，决明子30g，当归30g，红花20g（包煎），益母草30g，枸杞子30g，山茱萸30g，五加皮30g，白及30g，防风30g（后下），百合10g，炒酸枣仁30g，柏子仁30g。7剂，分2次服用。

二诊： 2017年2月19日。患者时有腰痛，眠欠安，原方加牛膝30g，白屈菜10g。7剂，分2次服用。

按语

方用丹参、三七粉、川芎、地龙、红花、当归活血祛瘀，炒酸枣仁、柏子仁、百合滋阴安眠，车前子、五加皮、泽泻利水通淋，栀子清热除烦，生地凉血清热，养阴生津，决明子清肝明目。上药合用，共奏祛瘀止痛，清肝明目之功。

（韩雪莹）

医案四

高某，男，65岁。初诊：2017年10月24日。

腰痛5天。患者于5天前出现腰部疼痛，故来门诊，夜间口干，纳食差，牙龈肿痛，双下肢酸懒，排尿畅，大便不成形。输尿管CT未见明显结石影。舌质淡暗，舌苔水滑白腻，脉沉滑。2008年输尿管结石病史，体外冲击波碎石治疗。2011年左肾切除术，病理良性。高血压、糖尿病多年。无吸烟饮酒史。

中医诊断： 腰痛（脾肾不足证）。

西医诊断： 腰痛。

方药： 郁金30g，鸡内金30g，金钱草30g，石韦30g，巴戟天30g，山茱萸30g，枸杞子30g，生杜仲30g，车前子30g（包煎），败酱草30g，知母30g，黄柏30g，丹参20g，川芎30g，红花30g（包煎），降香30g，黄芪30g，川续断30g，羌活30g，独活30g，千年健30g，狗脊30g，威灵仙30g。

7剂，日1剂，水煎服，分早晚服。

注意事项：注意保暖，勿过劳。

二诊：2017年11月2日。患者诉腰痛症状好转，牙龈肿痛亦好转。舌暗苔薄脉沉。处方：守原方7剂。

三诊：2017年11月9日。腰部疼痛好转，每日夜尿3次，大便2次，夜间有痰，色黄。处方：原方去郁金、石韦，加天麻30g，菟丝子30g（包煎）。7剂，日1剂。

按语

解剖意义上的肾和中医学所认为的肾，完全不一样，但肾脏的切除，具体对身体的影响有多大？我们在临床上遇见过先天孤立肾的患者，也有多例青年时期因为各种疾病而切除患侧肾的病例，但不影响其生长与生育。中医的概念是基于功能的、气化作用的，而非实质解剖的器官。腰痛为病，多责之肾。风、寒、湿邪侵袭，腰部经络不通，不通则痛；肝肾失养，不荣则痛。腰为肾之府，肾气亏虚，阳虚不能温养，故临床注重肾气的温煦与滋养作用。

韩老认为，导致外邪侵袭的直接原因是卫气薄弱，藩篱不固。中医学认为卫气"根源于下焦，滋养于中焦"，是人体元气的一部分。肾为先天之本，元气之根；脾为后天之本，气血生化之源。脾肾虚损是腰痛的基本病机。因此，治疗时要注重固本。

（董秀敏）

医案五

秦某，女，72岁。初诊：2012年12月20日。

腰痛数年。患者因腰椎退行性病变出现腰腿疼痛，活动困难，长期卧床，近来满腹胀，纳差，大便干，小便热，面色淡白，身倦乏力。舌暗苔白，脉沉细涩。

中医诊断：腰痛（气滞血瘀证）。

方药：生杜仲30g，天麻30g，当归30g，钩藤10g（后下），红花20g（包煎），白芷18g，百合10g，炒酸枣仁30g，牛膝30g，白芍10g，乌药10g，沉香3g（后下），川楝子10g，蒲公英10g，甘草3g，五味子6g，淫羊藿10g，三七2g，黄芪30g，生大黄6g（后下），芒硝3g（后下），石菖蒲6g（后下），郁金10g，川芎6g，丹参20g，延胡索10g。6剂，日1剂，水煎服。

腰部穴位注射（八髎穴及压痛点）：维生素B_{12}注射液2支1mg，维生素B_1注射液2支0.2g，氢化可的松注射液1支25mL，灭菌注射用水3支30mL，盐酸利多卡因注射液1支0.1g。

二诊：2012年12月27日。腰背疼痛，腹胀好转，行动不便。调方：上方加陈皮12g，山药20g，龙胆草24g，桑枝30g，五加皮30g，阿胶3g（烊化兑服）。3剂，日1剂，水煎服。穴位注射1次。

按语

气滞血瘀是指气滞和血瘀同时存在的病理状态。其病变机理一般是：气的运行不畅通常先于血液的运行瘀滞出现，即先有气滞，由气滞而导致血瘀；也可因离经之血等瘀血阻滞，影响气的运行，此时则先有瘀血，由瘀血导致气滞；也可因闪挫等损伤而导致气滞与血瘀同时产生。本案患者久卧伤气，气虚血瘀，瘀则气行愈加不畅，导致气血瘀滞、亏虚，不能推动脏腑运化，出现腹胀、乏力等症状。因此，治疗时以活血化瘀、理气健脾为主要原则。

（王晴）

痹病

武某，女，63岁。初诊：2011年12月13日。

关节疼痛1个月来诊。患者近来出现双侧膝关节疼痛，活动屈伸不利，着凉后疼痛加重，自行热敷，效果不佳，平素睡眠差，小便畅，大便干。舌淡苔白，脉沉迟。

辅助检查：①腹部彩超未见明显异常；②尿常规（-）。
中医诊断：痹病（寒凝经脉证）。
方药：炒杜仲30g，天麻30g，当归30g，红花30g（包煎），佛手30g，鸡内金 30g，木香 18g（后下），丹参 30g，炒酸枣仁 30g，葛根 25g，生黄芪 30g，甘草 25g，龙胆草 30g，陈皮 15g，山药 20g，厚朴 20g，干姜 15g，火麻仁 30g，延胡索 16g，白屈菜 12g，紫花地丁 20g，百合 30g。2 剂，日 1 剂，水煎取汁，3 次分服。

二诊： 2011 年 12 月 17 日。患者诉服药后关节疼痛好转，活动较服药前灵活，睡眠好转，继服上方 2 剂。

按语

关节痛属中医"痹病"范畴。痹病的发生源于正气不足、腠理不密、卫外不固，又外感风、寒、湿、热之邪，致使肌肉、筋骨、关节、经络痹阻，气血运行不畅，不通则痛。祛风活络、缓急止痛是治疗痹病的基本原则。寒盛者在散寒的同时，须结合助阳之品，使其阳气充足，则寒散痹通而病愈。

韩老认为，要吸取前人治痹"疏风勿燥血，温散勿助火，化湿不截阴"的用药经验，灵活用药。

（王晴）

三、外科疾病医案

蛇串疮

医案一

李某，男，60 岁。初诊：2017 年 11 月 8 日。

左侧后腰部疱疹 1 个月余。患者 1 个月前无明显诱因出现左侧后腰部簇集成群水疱，伴有灼热感，疼痛明显，于外院就诊诊断为带状疱疹，予泛昔洛韦、甲钴胺、维生素 B_1 口服治疗后疼痛稍有缓解，平素口干，耳鸣，乏力明显，时有心悸，时有肩胛部疼痛不适。冠心病病史多年。刻下症：神清，精神可，左侧后腰部散在水疱沿肋间神经分布，色暗红，压痛明显，双下肢轻度可凹性水肿。舌暗红，有瘀点，苔白，脉弦数。

中医诊断： 蛇串疮（气滞血瘀证）。

西医诊断： 带状疱疹。

方药： 丹参20g，川芎24g，红花30g（包煎），降香18g，当归30g，赤芍20g，三七粉8g（单冲），黄芪30g，桂枝6g，茯苓30g，葶苈子30g，五加皮30g，麦冬30g，五味子18g，地龙30g，何首乌30g，天麻30g，石菖蒲12g（后下），青礞石20g（先煎），太子参30g，炒白术20g，山药30g，陈皮24g，沉香15g（后下），羚羊粉0.6g（单冲），生薏苡仁30g，紫苏子30g，川贝母8g。7剂，水煎服，早中晚分服。

另服扑尔敏、醋酸地塞米松片、复合维生素B、维生素B_1、谷维素。

二诊： 2017年11月15~29日。患者服药后疱疹疼痛明显缓解，稍有神经痛，心悸时有发作。调方：丹参20g，川芎24g，红花30g（包煎），降香18g，当归30g，赤芍20g，三七粉8g（单冲），黄芪30g，巴戟天30g，桂枝6g，菟丝子30g（包煎），茯苓30g，葶苈子30g，五加皮30g，麦冬30g，五味子18g，地龙30g，何首乌30g，天麻30g，石菖蒲12g（后下），青礞石20g（先煎），太子参30g，炒白术20g，山药30g，陈皮24g，沉香15g（后下），羚羊粉0.6g（单冲），生薏苡仁30g，紫苏子30g，川贝母8g。7剂，水煎服，早中晚分服。

按语

蛇串疮是一种疼痛性的急性疱疹性皮肤病。清代《外科大成·缠腰火丹》称此病"俗名蛇串疮，初生于腰，紫赤如疹，或起水疱，痛如火燎"。中医文献中又名"缠腰火丹""蛇丹""火带疮"等。参照"国家中医药管理局'十一五'重点专科协作组蛇串疮（带状疱疹）诊疗方案"，蛇串疮分为肝经郁热证、脾虚湿蕴证、气滞血瘀证三种常见证型。肝经郁热证多见于蛇串疮的初发期，多因情志内伤，肝气郁结，久而化火；或形劳伤脾，脾失健运，蕴湿化热，湿热内蕴；又外感毒邪，内外之邪相合，邪阻经络，局部气血瘀滞不通，外发肌肤而致。症见皮肤颜色鲜红，水疱簇集，疱壁紧张，灼热疼痛，可伴有身热,口苦咽干,心烦易怒,大便干,小便黄;舌质红,苔薄黄或黄腻,脉弦滑数。本病患者平素急躁易怒,肝气郁结,血液运行不畅,又外感毒邪,邪阻经络,局部气血瘀滞不通则疼痛明显,内外之邪相合,外发肌肤而出现成簇水疱。治以活血化瘀、通络止痛为主。方用丹参、川芎、红花、当归、赤芍、三七粉凉血活血、化瘀止痛,茯苓、葶苈子利水消肿,五加皮、麦冬、黄芪、炒白术补气健脾,五味子、羚羊粉、生薏苡仁疏肝理气、保肝护肝,紫苏子、川贝母润肺止咳。全方共奏活血化瘀、通络止痛之功。

(梁云蕾)

医案二

刘某,男,73岁。初诊:2012年2月21日。

右胁部带状疱疹5天。右侧胁肋部刺痛,皮肤疱疹,疱疹部位局部皮损鲜红,水肿,疱壁紧张,灼热刺痛,局部溃破结痂。自觉口苦咽干,口渴,烦躁易怒,食欲不佳,小便短赤,大便干。舌质红,苔黄厚,脉弦滑微数。

中医诊断: 蛇串疮(肝胆实热,脾虚湿蕴证)。

方药: 板蓝根30g,佛手30g,鸡内金30g,沉香14g(后下),茯苓25g,炒白术25g,夏枯草30g,丹参15g,炒酸枣仁30g,葛根25g,生黄芪25g,太子参20g,炒杜仲30g,天麻30g,红花30g(包煎),龟甲30g(先煎),陈皮15g,山药25g,芒硝6g(后下),延胡索10g,白屈菜18g,川楝子6g,紫花地丁30g,车前草30g,石韦30g,半边莲30g。7剂,日1剂,水煎取汁,3次分服。

穴位注射: 盐酸利多卡因0.1g,维生素B_1 0.2g,维生素B_{12} 1mg,氢化可的松25mg,灭菌注射用水30mL。以上药物沿肋间神经走向穴位注射。

口服药物: 维生素C、复合维生素B、维生素B_{12}片,每日2次;地塞米松扑尔敏1片,每日2次。

二诊: 2012年2月28日。疱疹区皮肤触之疼痛,无大范围刺痛,疱疹已结痂,口苦好转,大便调。守方7剂,日1剂,水煎服。穴位注射1次,西药继服。

三诊：2012 年 3 月 7 日。继服中药一周，疱疹消失，无皮肤刺痛，周身情况良好。愈。

按语

蛇串疮多由于情志内伤，肝气郁结，久而化火，肝经火毒蕴积，发于躯干。老年体弱者常因血虚肝旺，湿热毒蕴，导致气血凝滞，经络阻塞不通，以致疼痛剧烈。治疗以中药清热利湿、通络止痛与扶正祛邪并用。韩老擅长穴位注射，阻断带状疱疹病毒神经毒性，可快速止痛，对带状疱疹遗留神经痛疗效确切。

（韩雪莹）

医案三

王某，男，44 岁。初诊：2017 年 5 月 27 日。

腹部带状疱疹 1 周。患者 1 周前出现腹部疱疹，患处皮肤色红，水疱清亮，疱疹区疼痛难忍，伴口干，便干，睡眠差。舌质红，苔薄黄，脉滑数。泌尿系结石病史。

中医诊断：蛇串疮（湿热蕴结证）。

西医诊断：带状疱疹。

方药：板蓝根 30g，连翘 30g，生地黄 20g，泽泻 30g，牡丹皮 30g，甘草 9g，女贞子 30g，炒栀子 10g，黄芩 20g，当归 30g，红花 30g（包煎），旱莲草 20g，白芷 6g，白屈菜 10g，玄明粉 6g（单冲）。7 剂，水煎服，分早晚服。

穴位注射：盐酸利多卡因 10mL，维生素 B_{12} 注射液 2mL，维生素 B_1 注射液 2mL，氢化可的松注射液 5mL，灭菌注射用水 30mL。

口服药物：头孢呋辛酯片 0.25g，每日 2 次；醋酸地塞米松片 0.75mg；马来酸氯苯那敏片 4mg；维生素 B_1 片 10mg；复合维生素 B 片 3 片；谷维素 30mg，每日 3 次。饭后服用。

注意事项：禁食辛辣。

二诊：2017 年 6 月 3 日。疱疹好转，疼痛缓解，皮肤无痒感，无腰腹痛，排尿正常。处方：中药守原方 7 剂。余药皆停。

注意事项： 少食辛辣、刺激之品，多锻炼身体。

按语

总结历代医家对本病的认识，主要为湿热火毒发于肌肤和气滞血瘀两个方面，发病关键为"毒"。内治以清利肝胆湿热、活血通络、行气止痛为法。本病为病毒性皮肤病，多在机体抵抗力低下时乘虚而入，故平时应注意锻炼身体，饮食起居有节，调摄心态，以御外邪。韩老治疗带状疱疹，注重中西医并重，用穴位注射及时阻断病情进展，西药迅速改善症状，减少渗出，营养神经，运用中药辨证论治，清热解毒，祛除实热，活血止痛。

韩老认为，临床中要多留心，多总结经验，要中西医并重，兼容并包，西医学的治疗也应掌握，中医西医各有各自的优缺点，唯以临床疗效为重。读经典、跟名师、做临床，是被验证的学好中医的必由之路。

（董秀敏）

膀胱输尿管反流

侯某，男，7岁。初诊：2018年3月13日。

右侧腰痛伴尿痛、发热2个月余。患者2个多月前突发排尿时腰痛伴尿痛、发热阵发性发作，于良乡医院就诊，查白细胞偏高，尿白细胞（+++），转于北京市儿童医院检查提示"右侧膀胱输尿管反流、右肾体积缩小"，对症治疗后疼痛缓解，偶有腰痛，活动后气短明显，遂来就诊。

辅助检查： ①生化检测：球蛋白30.9g/L偏高，乳酸脱氢酶偏高，肾功能、尿素氮正常。②肾动态显像：右肾功能损害严重，右肾分肾功能百分比17%。③膀胱尿道造影：右侧膀胱输尿管反流四级，尿道通畅。④泌尿系核磁及重建：右肾体积小，呈结节样改变，T_2W_1不均匀增高，考虑肾萎缩并弥漫性肾损害，伴右侧肾盂及输尿管上端饱满；左肾形态欠规则，局部皮髓质分界欠清，考虑肾损害。⑤泌尿系CT：右肾体积缩小，左肾盂点状结石，右侧输尿管及膀胱壁增厚。

中医诊断： 腰痛（肾气不足证）。

西医诊断：膀胱输尿管反流。

方药：鸡内金10g，郁金10g，赤芍10g，白芍10g，金钱草15g，甘草3g，车前子10g（包煎），白茅根15g，黄柏6g，败酱草15g，蒲公英10g，葛根15g，黄精15g，黄芪10g，五加皮10g，麦冬10g，陈皮6g，山药10g，海螵蛸10g，生薏苡仁15g。7剂，水煎取汁，早中晚分服。

二诊：2018年4月14日。患者服药后腰痛好转，近来外感，症见咳嗽、咳痰。肾CT：右肾体积小（考虑发育不良），右侧输尿管壁增厚，右肾盂点状结石，直径小于0.2cm。尿常规：酮体（±）、白细胞（+）、尿蛋白（±）。调方如下：柴胡6g，板蓝根15g，荆芥10g（后下），羌活10g，川贝母8g，白及10g，白芷6g，川芎6g，防风10g（后下），山药10g，紫花地丁20g，生姜3g，丹参10g，陈皮12g，大青叶15g，补骨脂10g，茯苓20g，桑叶20g，金钱草15g，菊花20g，车前子10g（包煎），金银花20g，紫苏子20g，桔梗20g，连翘20g，前胡10g，甘草6g，玄参10g。7剂，水煎取汁，早中晚分服。

三诊：2018年5月22日。服药1个月后咳嗽缓解，无明显腰痛，无发热。尿常规（−）。调方14剂，组方如下：党参10g，炒白术10g，茯苓10g，佛手10g，陈皮6g，合欢花10g，紫苏子20g，玫瑰花10g，丹参20g，补骨脂10g，山药10g，清半夏6g，五味子6g，桔梗20g，甘草6g，金银花10g，防风10g（后下），白及10g，金钱草20g，柴胡6g，葛根10g，荆芥10g（后下），羌活10g，白芷10g，川芎10g，生姜3g。水煎取汁，早晚分服。嘱暑伏后来诊，不适随诊。

9月底来诊，已行手术治疗，效果佳。嘱不适随诊。

按语

本病属于"腰痛"范畴，证属肾气不足。肾为腰之府，肾主骨髓，充养腰部。患儿先天禀赋不足，肾气亏虚，肾主水，肾的水液代谢功能失调，尿液可能由膀胱返回肾脏，刺激肾脏，日久肾脏受损，表现为腰痛，尿痛；劳则耗气，则活动后气短。治以补益脾肾，促使再生。方以参苓白术散配伍补肾、利湿之品，方可奏效。

（梁云蕾）

肠切除术后

翟某，男，56岁。初诊：2012年7月26日。

夜间上腹痛数日来诊。患者自述胆囊结石病史数年，平素饮食清淡，进食油腻后右上腹不适，口苦，咽干。舌红，苔微黄，脉弦弱。1年前因为结肠穿孔行结肠部分切除术后。

中医诊断：腹痛（肝胆瘀滞证）。

西医诊断：肠切除术后。

方药：炒白术10g，夏枯草10g，芒硝3g（后下），沉香9g（后下），木香18g（后下），黄芪30g，太子参15g，天麻10g，红花20g（包煎），黄芩30g，石斛10g，三七2g，莪术10g，枳壳6g，鸡内金30g，甘草3g，白花蛇舌草15g，柴胡6g，板蓝根30g，白芍10g，赤芍10g，生大黄6g（后下），郁金30g，枳实10g，金钱草30g。5剂，日1剂，水煎服，早晚分服。

二诊：2012年7月31日。口干口苦好转，仍夜间右上腹痛。调方：枳实18g，葛根30g，炒酸枣仁20g，天麻10g，丹参20g，山茱萸10g，夏枯草30g，炒白术20g，沉香9g（后下），木香18g（后下），黄芪30g，太子参15g，红花20g（包煎），黄芩30g，石斛10g，三七2g，莪术10g，枳壳6g，鸡内金30g，甘草3g，白花蛇舌草15g，柴胡6g，板蓝根30g，白芍10g，赤芍10g，郁金30g，金钱草30g。3剂，日1剂，水煎服。

按语

患者术后正气受损，故应尽可能以扶正为主。在扶正治疗中，韩老特别重视调补脾胃。脾胃为后天之本，气血生化之源，又为全身气机升降之枢纽。《灵枢·五癃精液别论》云："五脏六腑，心为之主……脾为之卫……"揭示了脾在维持人体的正常生理功能和防病祛邪方面的重要作用。

（王晴）

足趾痛

李某，女，63岁。初诊：2012年2月7日。

足趾痛1个月。患者近来出现持续性足趾痛，遇寒增重，遇热减轻，活动不利，双下肢微肿。甲亢病史。舌淡苔薄白，脉弦紧。

辅助检查：①心脏彩超：二尖瓣反流，左心室舒张功能减低；②双侧股动脉彩超：双下肢粥样动脉硬化。

中医诊断：关节痛（寒滞经脉证）。

方药：炒杜仲30g，天麻30g，当归30g，红花30g（包煎），茯苓20g，白芍20g，夏枯草20g，丹参20g，炒酸枣仁30g，葛根20g，生黄芪20g，太子参20g，甘草20g，陈皮15g，山药25g，延胡索10g，白屈菜18g，川楝子6g，紫花地丁20g，车前草20g，半边莲20g。7剂，日1剂，水煎取汁，3次分服。

二诊：2012年2月14日。足趾痛明显好转。调方：上方去川楝子，加枸杞子20g。7剂，日1剂，水煎服。

按语

足趾痛原因有很多，西医常见的有痛风、腰椎病变、下肢动脉硬化、脑梗死后遗症、糖尿病足及类风湿关节炎。此外，冻疮、雷诺病、急性动脉栓塞、下肢静脉血栓形成等，也可引起不同程度、不同范围的足趾痛。此患者心功能低，血循环差，双下肢动脉硬化，为发病原因。中医外感风寒湿邪、风湿热邪，内因正虚卫外不固，导致邪气侵入肌腠、经脉、关节、筋骨，导致气血瘀阻，形成行痹、痛痹、着痹、热痹。治疗要辨证论治，祛邪的同时要注重调理顾护后天之本——脾胃。

（王晴）

四、妇科疾病医案

盆腔炎

丁某，女，39岁。初诊：2012年4月12日。

小腹及腰骶部疼痛反复发作3个月余。患者3个月前生气后出现小腹胀痛，伴腰骶部疼痛不适，时轻时重，腰酸下坠，经前期加重，痛经，经血色深，夹有黑块，白带量多，稍黄。平素急躁易怒，胃脘胀满，呃逆频频，纳眠欠安，小便可，大便偏干，2日一行。腹部彩超：子宫增大，盆腔积液2.1cm。舌暗红，边有瘀点，苔白，脉弦细。

中医诊断：妇人腹痛（气滞血瘀证）。

西医诊断：盆腔炎。

方药：当归30g，红花20g（包煎），益母草30g，生黄芪30g，板蓝根30g，川芎20g，鸡内金30g，沉香6g（后下），牛膝20g，茯苓20g，炒白术20g，炒酸枣仁30g，太子参20g，陈皮20g，山药30g，天麻30g，延胡索10g，白屈菜15g，黄连12g，夏枯草30g，龟甲30g（先煎），炒杜仲30g，甘草12g，芒硝3g（后下）。14剂，日1剂，水煎取汁，早晚分服。

二诊：2012年5月4日。服药后腹痛、腰酸明显好转，食欲好转，睡眠佳，带下量稍多，大便畅，一日2行。舌质淡暗、舌苔薄白，脉细。彩超：子宫偏大，盆腔积液1.2cm。调方：上方去黄连、龟甲，加败酱草20g，紫花地丁30g。7剂，日1剂，水煎取汁，早晚分服。

三诊：2012年5月12日。患者诉5月8日月经来潮，痛经较前好转，经色暗红，无明显血块，白带正常。调方：上方去夏枯草，加鹿角胶2g（烊化兑服），巴戟天20g，山茱萸20g。共14剂，嘱患者调畅情志，注意保暖。

按语

妇女不在行经、妊娠及产后期间发生小腹或少腹疼痛，甚则痛连腰骶的症状，称为"妇人腹痛"，亦称"妇人腹中痛"。本病发生多由于经行或产后胞脉空虚，湿热邪毒内侵，日久不愈；或失治余邪未尽，瘀结胞中，气机不利，经络受阻；或经行、产后冒雨涉水，或过食生冷，寒邪客于胞中，血为寒凝，瘀结不化，致气机不畅。妇人腹痛分为肾阳虚衰型、血虚失荣型、气滞血瘀型、湿热蕴结型及寒湿凝滞型。本病患者属于气滞血瘀型，韩老选用破瘀活血、调经止痛的红花当归汤加减治疗。方中当归、红花、川芎、益母草活血调经；生黄芪、芒硝一升一降，荡涤肠垢；板蓝根疏肝止痛；延胡索、白屈菜、沉香行气止痛；生黄芪、太子参补气行血；茯苓、炒白术、陈皮、山药、鸡内金、炒酸枣仁健脾养心；黄连、夏枯草清热散结；龟甲、炒杜仲补肾滋阴；天麻平肝潜阳；甘草调和诸药。此类患者病情多受情志、遇寒、劳欲过度等影响反复发作，故用药同时嘱咐患者调畅情志，注意保暖，房劳适度。

（王晴）

点评

妇人腹痛首先需辨其疼痛的部位、性质、程度及发作时间，并结合全身症状、月经和带下的情况，以审其寒、热、虚、实。临床以慢性腹痛多见，因此，本病多属虚中夹实的病证。治疗原则以通调冲任气血为主。对于发病急、重者，必要时可采用中西医结合方法治疗。

带下病

李某，女，39岁。初诊：2016年12月11日。

带下异常1个月余。带下量多，色黄白，质黏腻，伴有臭气，胸闷口腻，小腹痛，阴痒，纳食不馨，眠欠安，易惊醒，醒后入睡困难，腰酸，脱发，小便色黄，嗜睡，易疲乏，大便黏滞不爽，2日一行。舌质淡红，边有齿痕，苔黄腻，脉濡数。腹部彩超：脂肪肝，盆腔积液，宫内节育器位置下移。

中医诊断：带下病（脾肾阳虚，湿热下注证）。

方药：党参20g，生薏苡仁30g，生黄芪30g，泽泻20g，郁金10g，决明子20g，荷叶10g，红花10g（包煎），麦冬20g，五味子15g，柴胡9g，白芍 10g，当归 30g，茯神 10g，炒酸枣仁 20g，百合 10g，生地黄 10g，益母草 30g，生杜仲 20g，天麻 20g，太子参 20g，山药 30g，陈皮 15g，北沙参 20g，黄精 30g，车前草 30g，半边莲 30g，甘草 6g。7 剂，水煎取汁，早晚分服。

二诊：2016 年 12 月 18 日。服药后带下量明显减少，臭味减轻，小腹及腰酸不适好转，食欲增加，睡眠好转，睡眠时长可达 7 小时，大便畅，一日 2 行。调方 14 剂，加巴戟天 10g，山茱萸 10g。嘱莫贪凉，注意保暖，调畅情志，饮食合理。

按语

带下病是指带下绵绵不断，量多腥臭，色泽异常，并伴有全身症状者。症见从阴道流出白色液体，或经血漏下挟有白色液体，淋沥不断，质稀如水者，称之为"白漏"。带下的量、色、质、气味异常，并伴随症状者，都属带下病范畴，并常见于生殖系统炎症和妇科肿瘤。依据带下的异常颜色及其特有症状，又有白带、黄带、赤带、青带、黑带、五色带之分。白带如色白无臭味，量不多，不伴症状者，属正常生理现象。白带量多或有臭味，并伴不适症状者则为带下病，可因外感湿邪，或脾失健运、肾气不固、带脉失约所致，可予清化湿热、健脾化湿或益肾固涩止带之法治疗。临床常见分型有脾阳虚、肾阳虚、阴虚挟湿、湿热下注、湿毒蕴结五种。

带下病主要病因是湿邪，如《傅青主女科》说："夫带下俱是湿证。"湿有内外之别。外湿指外感之湿邪，如经期涉水淋雨，感受寒湿，或产后胞脉空虚，摄生不洁，湿毒邪气乘虚内侵胞宫，以致任脉损伤，带脉失约，引起带下病。内湿的产生与脏腑气血功能失调关系密切。脾虚运化失职，水湿内停，下注任带；肾阳不足，气化失常，水湿内停，又关门不固，精液下滑；素体阴虚，感受湿热之邪，伤及任带。

韩老认为，带下病系湿邪为患，而脾肾功能失常又是发病的内在条件；其病位主要在前阴、胞宫；任脉损伤，带脉失约是带下病的核心机理。《校注妇人大全良方·卷一》云："人有带脉，横于腰间，如束带之状，病生于此，故名为带。"治疗多以健脾调经、滋肾固涩为主。

（王晴）

痛经

陈某,女,37 岁。初诊:2013 年 5 月 16 日。

行经腹痛 10 年余。患者诉 10 年前行经前腹痛反复发作,伴腰酸,月经先期,提前 3~5 天,经期延长,经量小,淋沥不尽,可达 6~10 天,经色淡暗,时有黑色血块。平素劳累后双下肢酸软,气短乏力,双脚凉,脱发,手指麻木,饮食油腻或情志不畅时有右上腹胀满不适,口干口苦,急躁易怒,睡眠稍差,多梦,纳可,二便尚可。孕 2 产 1。舌暗红,边有齿痕,苔白,脉弦细。

辅助检查:①腹部彩超:胆囊壁较强回声(息肉待查)0.6cm×0.3cm,子宫稍大,子宫肌瘤多考虑;②腹部 CT:肝脏钙化灶。

中医诊断:经行腹痛(气虚血瘀证)。

西医诊断:原发性痛经。

方药:桃仁 20g,红花 20g(包煎),当归 20g,香附 20g,益母草 30g,鳖甲 20g(先煎),牛膝 20g,赤芍 20g,牡丹皮 20g,蒲公英 30g,紫花地丁 30g,生黄芪 30g,肉桂 6g,川芎 20g,丹参 20g,陈皮 20g,山药 30g,茯苓 20g,金钱草 30g,鸡内金 20g,木香 24g(后下),甘草 12g。14 剂,水煎取汁,早晚分服。

注意事项:禁食冷饮,少食麻辣烫、涮锅之类。

二诊:2013 年 6 月 2 日。患者服中药半月余,复诊诉月经提前 2 天,痛经明显缓解,急躁可控,睡眠好转,双下肢凉好转,晨起仍有乏力感,大便日一次。舌红润,苔薄,脉细。处方:守原方 14 剂。

按语

《医碥》曰:"气寒而行迟,则血涩滞。"女性之体易遭受外寒侵袭,致使经脉瘀阻不畅。不通则痛,不荣则痛,故应以温运行瘀为治。

痛经多责之于气滞血瘀,不通则痛;也有一部分因禀赋素弱,或多产、房劳伤损,精血不足,经后血海空虚,冲任、子宫失于濡养而导致的"不荣则痛"。《傅青主女科》有言:"妇人有少腹疼于行经之后者,人以为气血之虚也,谁知是肾气之涸乎?"故临床应辨别虚实。

痛经以伴随月经来潮而周期性小腹疼痛作为辨证要点，根据其疼痛发生的时间、部位、性质、喜按或拒按等不同情况，明辨其虚实寒热，在气在血。一般痛在经前、经期，多属实；痛在经后、经期，多属虚。痛胀俱甚，拒按，多属实；隐隐作痛，喜揉喜按，多属虚。得热痛减，多为寒；得热痛甚，多为热。痛甚于胀，多为血瘀；胀甚于痛，多为气滞。痛在两侧少腹，病多在肝；痛连腰际，病多在肾。其治疗多以通调气血为主。

曾问及老师治疗妇科病，多用相同的方子，辨证大致归属在脾肾不足，气滞血瘀。方中使用大量活血化瘀类药，针对月经病类如痛经、月经先后期、闭经、癥瘕积聚、不孕等，是否辨证而不辨病呢？其实应是辨病与辨证相结合，中医四诊合参辨病的大方向，合理诊断，然后根据中医辨证体系，运用脏腑辨证、气血辨证等方法，辨证明确后施以治疗。

（董秀敏）

点评

辨病与辨证是中医诊断学的核心，诊断是治疗疾病的前提。正确的治疗措施，应在正确的诊断辨证之后拟定。中医诊疗始于识病，在辨病的基础上辨证论治，这是密切相关的。辨病有助于提高辨证的预见性，辨证又是辨病的具体化，二者结合，使诊断更为全面、准确，使治疗更为有效。

月经量少

果某，女，32岁。初诊：2017年8月1日。

月经量少伴腰酸。患者自诉平素时有腰酸，月经量少，色黑有块，经行一天半，少腹凉，经前乳腺胀痛，月经周期正常，晨起口苦，乏力，睡眠可，纳食不馨，食欲差，小便清长，大便可。舌红润，苔略厚，脉弦。

中医诊断： 月经病类（肾虚瘀滞证）。

西医诊断： 月经过少。

方药： 桃仁30g，红花20g（包煎），当归30g，穿山甲6g（先煎），牛膝30g，益母草30g，香附30g，乌药30g，丹参20g，川芎24g，刘寄奴30g，牡丹皮 30g，肉桂 3g，小茴香 6g，没药 6g，蒲黄 6g，党参 20g，天麻 30g，生杜仲 30g，三七粉 8g（单冲），黄芪 30g，陈皮 12g，山药 30g，巴戟天 30g，山茱萸 30g，菟丝子 30g（包煎）。14 剂，水煎取汁，早晚分服。

注意事项：忌食辛辣、羊肉，少食寒凉。

二诊：2017 年 8 月 22 日。患者诉未行经，睡眠好转，腹胀好转。舌淡红，苔白，脉弦涩。处方：守原方 7 剂。

三诊：2017 年 9 月 2 日。患者月经行，经量较前多，行经三天，无腰痛，口不苦，纳眠可，二便调。舌淡红，脉弦。处方：原方加降香 12g，桂枝 6g，茯苓 20g，阿胶 9g（烊化兑服）。7 剂，水煎取汁，分早中晚温服。

注意事项：禁食寒凉、辛辣。

按语

月经过少应从月经的色、质、有无腹痛，结合全身症状及舌脉以辨虚实。属虚者一般经色淡，质清稀，小腹无胀痛。肾虚者多经量素少，伴腰膝酸软，头晕耳鸣；血虚者大多经量渐少，伴头晕眼花、心悸怔忡等。属实者经色多紫暗、有块或质黏如痰，小腹胀痛或满闷不适，且多突见经量减少。血瘀者伴见块下痛减，舌质紫暗；痰湿者多见形体肥胖、带多黏稠等。并应结合病史综合分析。

本案患者营血不足，冲任血海不盈，故月经量少；肾虚外府经脉失养则腰膝酸软；少腹胀痛为气滞血瘀；少腹凉，得热痛减为寒凝血瘀。治以温通补肾、养血活血化瘀。

治疗中应辨虚实、寒热。虚者重在补肾滋肾，或濡养精血以调经，不可妄行攻破，以免重伤精血；实证宜活血通利，佐以温经、行气、祛痰，中病即止，不可过量久用；虚实错杂者，攻补兼施。

（董秀敏）

点评

女子以血为本，气血是妇女生理活动的基础。气血辨证即根据临床表现，分析、判断疾病中有无气血亏损呈现的气虚、血虚、气血两虚证，有无气血运行障碍的气滞、血瘀、气滞血瘀，以及有无气逆、气陷、血热、血寒等病变。

月经紊乱

张某,女,36岁。初诊:2016年9月27日。

月经不调伴月经时腹痛1年。患者月经不调多年,近1年月经半年一行,行经一次1个月余,行经时腹痛,月经色暗,有血块,有腥臭味,白带色黄。曾于外院诊断为"子宫内膜异位症",现正值经期,腰腹痛,少腹凉。流产多次,刮宫2次。腹部彩超:左肾错构瘤。舌质红,苔白,脉细。

中医诊断: 月经病类(肝郁血虚证)。

西医诊断: 子宫内膜异位症。

方药: 柴胡6g,白芍20g,炒白术20g,炒栀子20g,茯苓30g,牡丹皮30g,炮姜12g,桃仁30g,当归30g,红花20g(包煎),益母草30g,香附30g,穿山甲6g(先煎),牛膝30g,赤芍20g,乌药20g,丹参20g,川芎24g,刘寄奴30g,肉桂3g,紫花地丁30g,三七粉8g(单冲),王不留行30g(包煎)。7剂,水煎取汁,早晚分服。

注意事项: 注意外阴清洁,慎起居,调理情志。

二诊: 2016年10月8日。患者服药后腹痛缓解,小腹凉减轻,2天前月经自行停止,现乏力,易疲劳,大便稀。舌质红,苔白,脉细。腹部彩超:宫颈纳囊。处方:原方去炒栀子,加五加皮30g,山药30g,陈皮18g。中药7剂,水煎服。

按语

正常情况下,子宫内膜覆盖于子宫体腔面,如因某种因素,使子宫内膜在身体其他部位生长,即可成为子宫内膜异位症。这种异位的内膜在组织学上不但有内膜的腺体,且有内膜间质围绕;在功能上随雌激素水平而有明显变化,即随月经周期而变化,但仅有部分受孕激素影响,能产生少量"月经"而引起种种临床现象。患者如受孕,异位内膜可有蜕膜样改变,这种异位内膜虽在其他组织或器官内生长,但有别于恶性肿瘤的浸润。本病发生的高峰在30~40岁,临床表现为痛经、不孕、月经不调、性交疼痛、周期性直肠刺激症状及周期性膀胱刺激症状。

中医学认为，子宫内膜异位症属"痛经""癥瘕积聚"和"不孕"等范畴。在本者为肝肾亏虚，在标者为血瘀之证。经行腹痛，责之不通则痛或不荣则痛，然虚少实多，而实证痛经，因疼痛明显，影响工作休息，需急则治其标，或标本同治，以迅速缓解消除疼痛，常配伍相应止痛药治疗。此外，痛经无论虚实，皆与患者素体状况相关，或气血、肾气之虚，或郁结、寒邪、瘀血、湿热等病因潜伏，故应辨证求因治本。

《女科证治》载："若外感六淫，内伤七情，酝酿成病，致带脉纵弛，不能约束诸脉经，于是阴中有物，淋沥下降，绵绵不断，即所谓带下也。"可见于西医学的阴道炎、子宫颈炎、盆腔炎、卵巢早衰、闭经、不孕、妇科肿瘤等，治疗应以调理冲任二脉，健益脾肾，驱逐湿热浊邪为法。

方中柴胡、白芍、香附疏肝解郁；当归、赤芍、川芎、桃仁、红花补血调经；益母草、牛膝、王不留行活血化瘀；炮姜、肉桂温经散寒；刘寄奴、紫花地丁清热解毒；三七粉止血散瘀。患者服药后腹痛缓解，小腹凉减轻，月经自行停止，但出现乏力、易疲劳、大便稀等症状。考虑患者体质虚弱，故在原方基础上减去炒栀子，加入五加皮、山药以健脾益气，增强体力；加入陈皮以理气和中，调和脾胃，缓解大便稀等症状。

（董秀敏）

点评

痛经的辨证应辨明疼痛的时间、部位、性质及疼痛的程度。一般而言，痛经发于经前者或经行之初，为实证；痛在少腹一侧或双侧，多属气滞，病在肝；其痛在小腹正中常与子宫瘀滞有关；若痛及腰脊多属病在肾；隐痛、坠痛、喜揉喜按属虚；掣痛、绞痛、灼痛、刺痛拒按属实。临证须结合月经期、量、色、质，伴随症状，舌脉及素体和病史综合分析。

停经

闵某，女，30。初诊：2017年1月12日。

停经5个月余。患者自2016年8月后月经未行，已排除妊娠，平素月经错后半月余，月经量少，经行腰腹痛，脾气急躁，现自觉腹部不适，睡眠差，二便调。孕2产2。舌质淡红，苔白，略厚，脉弦涩。腹部彩超：脾大，子宫前位 5.2cm×5.1cm×4.4cm，宫壁回声不均，附件右侧无回声约 2.5cm×2.0cm。

中医诊断： 月经不调（气滞血瘀证）。

西医诊断： 停经待查。

方药： 白芍20g，炒白术20g，薄荷6g（后下），茯苓30g，甘草12g，没药6g（包煎），蒲黄6g（包煎），蒲公英30g，败酱草30g，赤芍20g，五灵脂10g（包煎），桃仁30g，红花20g（包煎），当归30g，益母草30g，香附30g，穿山甲6g（先煎），牛膝30g，乌药30g，丹参20g，川芎24g，牡丹皮30g，肉桂3g，五味子18g，炒酸枣仁30g，百合10g，天麻30g，生杜仲30g，石菖蒲24g（后下），青礞石20g（先煎），陈皮12g，山药30g。7剂，水煎取汁，早晚分服。

注意事项： 调节情志，合理饮食，避免生冷油腻。

二诊： 2017年1月19日。患者自觉舒，关节无不适，月经行，无痛经，无腹部胀痛，行经3~4天，颜色黑，量可，睡眠好。脉弦细。处方：原方去败酱草，其余五味加量，分别是五灵脂20g（包煎），红花30g（包煎），丹参30g，五味子24g，陈皮24g。7剂，水煎取汁，早晚分服。嘱下次月经前复诊。

按语

肝主疏泄，肝藏血，主筋，肝有贮藏血液和调节血量的作用。肝藏血，有利于维持人体阴阳平衡，使肝气冲和条达，勿使过亢而升腾。《素问·五藏生成》曰："人卧则血藏于肝。"女子更以肝为先天，肝的藏血功能失调，则会出现血虚证候。肝血不足，冲任失养，则月经量少，延期，经闭。

该患者服中药后月经按期而至，个人感觉方中大量活血调经中药起到很大作用，应是辨证论治准确，通过改善机体的内环境，达到一个稳态，即中医所谓的"阴平阳秘"。

（董秀敏）

点评

月经是血海满而溢，其产生是脏腑、天癸、气血、冲任共同协调作用于胞宫的结果。肾、天癸、冲任、胞宫是产生月经的重要环节，任一项失调都可导致血海不能满溢，但不外虚实两端。虚者，多有肾气不足，冲任虚弱；或肝肾亏虚，精血不足；或脾胃虚弱，气血乏源；或阴虚血燥，导致精亏血少，冲任血海空虚，源断其流，无血可下，而致闭经。实者多为气血阻滞，或痰湿流注下焦，使血流不通，冲任受阻，血海阻隔，经血不能下行而闭经。

五、杂病医案

腹痛

郭某，男，55岁。初诊：2017年2月7日。

腹部疼痛一周。患者一周前出现胃脘部及胁肋部胀满疼痛，时有心悸、汗出，口干，急躁，眠差，腹部喜揉喜按，尿畅，大便调。胃癌手术后7年。舌质暗，苔白略厚，脉沉。

中医诊断： 腹痛（肝郁气滞证）。

西医诊断： 腹痛。

方药： 柴胡18g，郁金30g，香附30g，陈皮24g，炒白术30g，山药30g，鸡内金30g，夏枯草30g，茯苓30g，延胡索10g，黄芪30g，五加皮30g，麦冬30g，五味子18g，太子参30g，百合10g，天麻30g，石菖蒲24g（后下），青礞石30g（先煎），炒酸枣仁30g，合欢皮30g。4剂，水煎取汁，分早晚温服。

二诊： 2017年2月11日。患者自觉腹胀腹痛较前缓解，烦躁缓解，仍有间断性心慌汗出，睡眠差。舌暗苔厚，脉沉。处方：原方加北沙参30g，牛膝30g，草豆蔻6g（后下），胆南星3g。5剂，水煎取汁，日1剂。建议查肿瘤六项。嘱调节情志，情绪平和。

三诊： 2017年2月16日。自诉无腹痛，腹胀减轻，矢气多，仍眠差。舌暗苔薄，脉沉。男性肿瘤项正常。处方：原方加白屈菜10g。7剂，水煎取汁，日1剂。嘱饮食规律，避免辛辣，调畅情志。

按语

腹中有肝、胆、脾、肾、大小肠、膀胱等脏腑，并为足三阴、足少阳、手足阳明、冲、任、带等经脉循行之处。上述诸病因，皆可导致相关脏腑功能失调，使气血郁滞，脉络痹阻，不通则痛，或脏腑经脉失养，不荣则痛。肝火旺盛，肝郁气滞表现为腹痛胀满，痛无定处，痛引少腹，或走窜两胁，口干口苦；血瘀腹痛表现为少腹刺痛，痛无休止，痛处不移，痛处拒按，经常夜间加剧，伴面色晦暗等。同时气滞可影响血脉流通导致血瘀，血瘀可影响气机通畅导致气滞。

临床上应辨证准确，随病机兼夹变化，或寒热并用，或攻补兼施。《医学真传》说："夫通则不痛，理也。但通之之法，各有不同。调气以和血，调血以和气，通也；下逆者使之上行，中结者使之旁达，亦通也。虚者，助之使通，寒者，温之使通，无非通之之法也。若必以下泄为通，则妄矣。"治疗腹痛以"通"字立法，根据辨证虚实寒热、在气在血，确立相应治法。

（董秀敏）

发热

刘某，男，63岁。初诊：2016年8月30日。

发热1周。患者近1周无明显诱因出现午后及夜间发热，体温在37~38℃之间，乏力，纳食不香，咳嗽，有少量黄痰，眠差，时有心慌，无明显腹痛，大便不畅。患者形体偏瘦，肤色暗滞。两年前行胃部肿瘤手术切除。舌质暗红，苔黄厚，脉弦数。

辅助检查：①生化全项：谷丙转氨酶78.1U/L，谷草转氨酶91.4U/L，C反应蛋白200mg/L，血沉78mm/h，血红蛋白99g/L；②胸腹部CT未见明显异常。

中医诊断：发热（瘀热互结证）。

西医诊断：发热待查。

方药：当归 30g，川芎 24g，丹参 20g，地龙 30g，三七 12g，柴胡 18g，何首乌 10g，阿胶 15g（烊化兑服），麦冬 30g，北沙参 30g，川贝母 8g，紫苏子 30g，金银花 30g，陈皮 18g，桔梗 30g，菊花 30g，穿山龙 30g，生薏苡仁 30g，山药 30g，五味子 18g，天麻 30g，石菖蒲 24g（后下），青礞石 30g（先煎），生杜仲 30g。4 剂，水煎取汁，分早晚服。

二诊：2016 年 9 月 6 日。患者诉发热次数减少，体温未超过 37.5℃，眠可，仍乏力，咳嗽，有痰，大便日行 2 次。舌质暗红，苔黄，脉弦。处方：原方去柴胡、何首乌、生薏苡仁，加百部 10g，灵芝 12g，五加皮 30g。7 剂，水煎服。

三诊：2016 年 9 月 13 日。患者未发热，乏力减轻，纳可，无咳嗽，大便正常，皮肤较前有光泽。舌质红，苔薄黄。处方：上方去川贝、桔梗、穿山龙、苏子、金银花，7 剂。

因患者回老家，嘱一剂药分 2 天服完，注意饮食调护。

按语

注意内伤发热与外感发热的鉴别。内伤发热辨证分虚实，由气郁、血瘀、湿停所致的内伤发热属实，由气虚、血虚、阴虚、阳虚所致的发热属虚。邪实伤正及因虚致实者，则既有正虚，又有邪实的表现，而成为虚实夹杂的症候群。内伤发热是以内伤为病因（主要是久病体虚、饮食劳倦、情志失调及外伤出血等），脏腑功能失调，气、血、阴、阳失衡或气血湿等郁结壅遏而发热为基本病机的病证。

门诊中遇到的肿瘤患者，多为来诊时已经做过手术，或者做过多种治疗而效果不好、癌症转移或进入恶病质状态者。此时服用中药，可以扶助正气，同时清热解毒，或活血化瘀，或化痰散结，遏制肿瘤细胞继续发展，从而延长患者生存期，改善生活质量。

（董秀敏）

癃闭

苏某，男，68岁。初诊：2017年11月2日。

排尿困难半个月。患者近半个月以来排尿困难，尿痛，尿频急，尿不尽感，腰酸痛，小腹胀，夜尿5~6次，大便日1次。既往前列腺增生、关节炎病史。双下肢轻度水肿。泌尿系CT：双肾小结石、前列腺增大及点状钙化灶。舌红苔白厚，脉滑数。

中医诊断：癃闭（湿热内蕴证）。

西医诊断：①肾结石；②前列腺增生。

方药：黄芪30g，鸡内金30g，郁金30g，金钱草30g，赤芍20g，白芍20g，石韦30g，车前子30g（包煎），蒲公英30g，败酱草30g，黄柏18g，白茅根30g，萹蓄30g，丹参30g，王不留行30g（包煎），穿山甲6g（先煎），皂角刺20g，鳖甲30g（先煎），柴胡12g，枳壳18g，厚朴18g，芒硝2g（后下），炙甘草9g。7剂，日1剂，水煎服，日3次。

二诊：2017年11月9日。排尿较前通畅，无尿痛，夜尿3~4次，大便日2次。舌红苔白，脉滑。调方：上方加陈皮12g，山药30g。7剂，水煎服，日3次。

三诊：2017年11月16日。排尿通畅，无尿频尿痛，夜尿2~3次，眠可。舌红苔薄白，脉滑。守上方7剂，日1剂。

按语

良性前列腺增生是临床以排尿踌躇、排尿困难、尿频、尿急、夜尿增多等为主要表现的一种疾病，严重时甚至可出现尿潴留和梗阻性肾病。中医学应属"精癃"等范畴。前列腺位于会阴，易受压迫，湿浊、毒邪、瘀血等积于前阴，压迫尿道及膀胱出口，产生梗阻，致使本病日久加重。多种病理产物互相搏结，胶结难去，成为本病缠绵难愈的重要原因。

人体尿液之正常排泄，与肺之宣降、脾之转输、肾之开阖和肝之疏泄等息息相关，均有赖于一身气机正常流转。临证治疗应重视调畅气机，以调理脾胃气机升降为主，脾胃健运则升清降浊有序。用药上可用柴胡助脾阳升运，枳壳、厚朴、陈皮助胃气和降。脾升胃降，气机运转，升清降浊有度，自然溺窍通利。

韩老认为本病的本质是脾虚为本，湿浊、毒邪、瘀血为标，治疗时重用黄芪以补中益气，并根据"腑以通为用"的原则，实证治宜清湿热、散瘀结、利气机而通水道；虚证治宜补脾肾、助气化，使气化得行，小便自通。

韩老强调，要审因论治，根据病变在肺、在脾、在肾的不同，进行辨证施治，不可滥用通利小便之品。本病例因合并有双肾多发小结石，故用利尿通淋药物以增强排石功效。若小腹胀急，小便点滴不下，内服药物缓不济急，应配合导尿或针灸以急通小便。

（韩雪莹）

面瘫

宗某，女，67岁。初诊：2018年2月13日。

右侧面部麻木不适3天。患者面部麻木，以右侧为主，鼻唇沟变浅，口角略向左侧倾斜，右侧眼睑不适，流泪，时有头痛，语言流利，无流涎及饮水呛咳，眠差，纳可，便干。头颅CT未见异常。舌质暗红，苔薄黄，脉弦。患者体型偏胖。既往高血压病史。

中医诊断： 口僻（肝风上扰证）。

西医诊断： 面神经麻痹。

方药： 天麻30g，钩藤30g（后下），三七粉8g（单冲），川芎20g，蜈蚣4g，全蝎6g，白芷12g，石菖蒲12g（后下），青礞石20g（先煎），炒酸枣仁30g，百合10g，夏枯草30g，牛膝20g，生薏苡仁30g，茯苓30g，法半夏9g，陈皮20g，山药30g，炒白术20g，白芍20g，延胡索10g，玄明粉6g（单冲）。7剂，水煎取汁，分早晚服。

维生素B_1、复合维生素、谷维素各2片，一天2次，口服。嘱避风寒，调情志。

二诊： 2018年2月22日。患者右侧面部麻木明显减轻，双侧鼻唇沟对称，睡眠较前好转，自觉夜间下肢酸麻，大便日2次。舌质暗，苔薄白，脉弦。处方：上方加丹参30g，黄芪30g，杜仲30g，穿山龙30g，以益气活血，补肾通络。7剂，日1剂。

按语

临床中注意鉴别中枢性面瘫与周围性面瘫。特发性面神经麻痹是由于面神经非特异性炎症所致的周围性面瘫，多认为是病毒感染或自主神经功能障碍而导致的面神经缺血、水肿，从而引发面部表情肌无力或瘫痪。少数患者以初起时耳后、耳下及面部疼痛为主要症状。

本案患者发于寒冬，体型肥胖，平素易于急躁恼怒。本次发病因素体痰湿内胜，肝阳偏亢，肝阳上扰所致。方中天麻、钩藤平肝息风，蜈蚣、全蝎、三七、川芎、延胡索、牛膝活血通络，白芷祛风，石菖蒲、青礞石清利头目，炒酸枣仁、百合养心安神，茯苓、炒白术、山药、生黄芪健脾祛湿，共奏平肝、活血、祛风、通络之功。

韩老在中药调理脏腑偏盛偏虚基础上，配合西药维生素类营养神经，标本结合，疗效显著。

（董秀敏）

产后脱发

王某，女，34岁。初诊：2017年5月6日。

产后脱发1年。产后脱发持续，记忆力减退，经行第一天时腹痛明显，平素急躁易怒，时有乳房胀痛，口苦咽干，纳可，眠欠安，二便调。舌暗，苔薄白，脉弦。

中医诊断： 产后脱发（气滞血瘀证）。

方药： 小茴香6g，墨旱莲30g，没药6g，蒲黄12g（包煎），赤芍20g，五灵脂20g（包煎），益智仁30g，桃仁20g，延胡索10g，川芎12g，丹参20g，生地黄20g，红花20g（包煎），当归30g，益母草30g，香附20g，穿山甲6g（先煎），牛膝30g，牡丹皮20g，茯苓30g，炒白术20g，炙甘草10g。14剂，水煎取汁，早晚分服。

二诊：2017 年 5 月 20 日。患者自觉头发脱落数量减少，乳房胀痛未作，守方 7 剂。

按语

产后脱发多属正常生理现象，它与产妇的生理变化、精神因素及生活方式有一定的关系。但该患者已产后 1 年，停止哺乳，平素急躁易怒，两胁及乳房胀痛，经行腹痛，舌暗，脉弦，为气血瘀滞之证。"发为血之余"，头发为肾中精气盛衰的外在表现，也为人体血气盈亏的标志，故治以疏肝理气，养血活血。方中用大剂活血养血之品，延胡索、川芎、香附行气，赤芍、没药、五灵脂、丹参、桃仁、红花以活血调经。

（韩雪莹）

痤疮

张某，女，26 岁。初诊：2017 年 8 月 5 日。

面部痤疮数月。患者面部痤疮，色红，部分脓疱样，口干，唇干，脱发，纳可，二便调。双下肢轻度水肿。舌质红，苔白厚，脉滑数。

中医诊断：痤疮（湿热互结证）。

西医诊断：痤疮。

方药：蒲公英 20g，紫花地丁 20g，茵陈 20g，生薏苡仁 30g，白藓皮 20g，茯苓 20g，黄芪 20g，五加皮 20g，桃仁 20g，益母草 30g，香附 20g，红花 20g（包煎），当归 20，生地黄 20g，牛膝 20g，炒白术 20g。7 剂，日 1 剂，水煎服。

注意事项：少食辛辣刺激之品，调节情绪，规律作息。

二诊：2017 年 8 月 12 日。患者面部痤疮暗红，无新发，纳食可，二便调。舌红苔白，脉滑。原方加鸡内金 20g，郁金 20g。7 剂，日 1 剂，水煎服。

三诊：2017 年 8 月 19 日。患处痤疮色淡，皮损渐平，无其他不适。守方 7 剂。

按语

　　痤疮最主要的因素是皮脂腺分泌皮脂增加，毛囊细胞过度角化，堵塞毛囊，皮脂瘀积于毛囊口形成脂栓，致病菌感染，可发生脓疱、脓肿。痤疮中医也称"粉刺""酒刺""肺风粉刺"等，其病位虽在体表，但与内在脏腑功能的失调关系密切，正如《外科启玄》所说"疮虽发于肌肤之外，而其根本源于脏腑之内"。

　　痤疮与气血不足，不能祛邪外出有关，也可与玄府腠理堵塞，不能疏通，邪难外出有关。临证时辨其虚实，使气血流畅，毛窍疏通，邪得外出，其病得愈。痤疮可分为肺经蕴热证、脾胃湿热证、血瘀痰凝证，主要涉及肺、脾、胃等脏腑，与湿、热、痰、毒、瘀有关，治疗清热利湿、祛瘀化脂为法，同时用药注意健脾和胃，嘱咐患者要饮食调护。

（董秀敏）

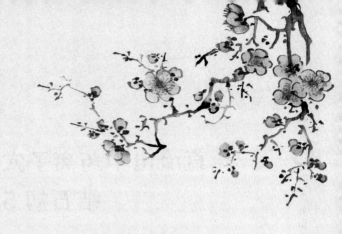

附 篇 论文精选

直流电中药离子穴区导入法治疗结石病 52 例

肝胆结石、泌尿系结石等各类结石病为临床常见病，西医学对于本病多采用手术疗法，但患者一般不易接受。笔者自 1988 年春起，试以中药离子透入法为主，辅以耳针、体针等疗法，治疗肝胆结石与泌尿系结石，取得了满意的疗效。兹将所观察的 52 例予以总结，仅供参考。

一、一般资料

全组病例均以临床、实验室、放射线及 B 型超声波等综合检查为依据，确诊后选为观察病例。

52 例中胆石症共 14 例，其中胆囊结石 4 例、肝胆管结石 3 例、胆总管结石 7 例；泌尿系结石症 38 例，其中肾结石 9 例、膀胱结石 13 例和输尿管结石 16 例。本组男性 34 例，占 65.4%；女性 18 例，占 34.6%。20~35 岁 28 例，占 53.8%；36~50 岁 16 例，占 30.8%；51~60 岁 5 例，占 9.6%；61~75 岁 3 例，占 5.8%。

二、治疗方法

1. 治疗步骤

（1）使患者侧卧，微屈双膝，于督脉上选准一组穴位，常规消毒。

（2）以 26~28 号二寸长毫针刺入穴位，行针得气后留针。

（3）将"直流药物导入治疗机"（"航天部冲脉仪"改型）的辅电板夹子夹在针柄上。

（4）将自拟方"中药提取液"（主要成分为白屈菜、金钱草等）均匀地洒在预先准备好的药物衬垫（以绒布或4~6层纱布制成，其面积略大于治疗机的电极板）上，使药垫充分湿润。展平药垫，置于腹部预选的"穴区"上方，或直接置于结石部位上方的皮肤上。

（5）在药垫上面置以淡水浸湿的衬垫（以白色吸水性强的棉织品制成，厚1cm左右，大小与药垫同）及治疗机的主电极板。

（6）用金属夹子将电极板与导线连接，并在夹子下垫一小块塑料布。

（7）在电极板上覆盖一块比衬垫大些的塑料布后，以胶布将主电极板固定。

（8）将治疗机输出调节旋扭旋至零位，极性变换开关指向所需位置，电流表量程开关调至合乎治疗量的要求。

（9）接通电源，由小到大逐渐加大电流强度达到$0.1mA/cm^2$，持续30~35分钟。

（10）治疗完毕，向逆时针方向缓慢转动输出调节旋钮，使电流强度逐渐减小到零。切断电源，起下督脉上的毫针，取下电极板、衬垫等结束治疗。

上法每日施治1次，15次为1个疗程，间隔3~5天后可转入第2个疗程的治疗。

2. 注意事项

（1）每次治疗前需仔细检查导线连接、电流表量程开关、极性变换开关等与治疗要求是否相符。

（2）增减电流强度时必须缓慢地转动输出调节旋钮，以防电击感或发生肌肉抽搐。

（3）治疗中切不可拨动极性变换开关、量程选择开关，或突然切断电源。

（4）中药提取液以新鲜配制的效果为佳。

（5）嘱患者治疗中勿入睡，勿接触接地的金属物品，勿变更体位，不得移动衬垫。

（6）治疗间忌房事、气恼、忧思。

对于曾用过多种疗法久治不愈的顽固性结石，可酌情辅以耳压或耳穴埋针疗法。通过刺激耳穴，调动经气，推动气血运行，激发胆汁的分泌及肾的排尿功能，从而促进排石。肝胆结石可选肝、胆、胆管为主穴，腹、期门、三焦为配穴；泌尿系结石以肾、膀胱、输尿管为主穴，肺、精宫、尿道、三焦为配穴。据不同结石情况两耳交替压药籽（王不留行或白芥子），每日餐后或临睡前按压15分钟，以稍有痛觉为适。15次为一个疗程，治疗间尚需配合跳跃运动，每次5~10分钟，以助排石。

三、治疗结果

疗效标准：①治愈：临床症状消失，排出结石，经B型超声波检查及拍摄X线腹部平片三次以上未见结石者；②好转：临床症状明显减轻，经B型超声波及拍摄X线腹部平片结石虽在，但位置有所下移者；③无效：临床症状未见好转，经B型超声波及X线腹部平片检查结石未动者。

疗效统计：本组52例治愈42例，占80.8%；好转7例，占13.4%；无效3例占5.8%。总有效率为94.2%。疗效见附表1。

附表1　52例结石病患者临床疗效观察表（例）

结石种类		例数	治疗结果			
			治愈	好转	总有效	无效
胆石		14	11	2	13	1
尿石	肾结石	9	7	1	8	1
	膀胱结石	13	10	2	12	1
	输尿管结石	16	14	2	16	0
总计		52	42	7	49	3
百分比		100%	80.8%	13.4%	94.2%	5.8%

四、典型病例

例一　王某，女，49岁，农民。1988年7月7日初诊。

阵发性右上腹绞痛反复发作两年余，始于1986年冬。因劳累一天晚间突感右上腹绞痛，且向右肩放射，伴恶心呕吐，彻夜未眠。次日晨起就医，肌注阿托品后缓解。此后每遇饱食或过食油腻则复发，缠绵至今。半月前，因气恼而右上腹持续性疼痛不止，余症如前。急送我院就医。查体：肝、胆区压痛、叩痛明显。经B型超声波检查发现胆囊内有1.5cm×1.8cm大小强回声团块，诊为胆石症。予以中药离子穴区导入法治疗，疼痛很快缓解。复治6次，临床症状全部消失。7月15日复查B型超声波，结石消失。后两次拍片复查未见结石。

例二 康某，男，63岁，干部。1988年10月13日初诊。

患右肾结石五年，近日腰部胀痛连及少腹，尿频急而痛，坐立不安。B型超声波检查发现右肾上界有黄豆粒大小结石三块。予以中药离子穴区导入法，连续一个疗程后，症状虽有减轻，而结石未动。自11月2日起，进行第二个疗程的治疗，治疗5次仍未见排石，于是加用了耳针。至11月10日午间，患者突发腰部疼痛难忍，少腹拘急。半小时后，三块结石先后排出。

（韩臣子1989年发表于《北京中医杂志》第2期）

四妙勇安汤加味治疗血栓闭塞性脉管炎71例疗效总结

血栓闭塞性脉管炎为慢性全身性血管疾患，多发生于青壮年，以男性为多，是一种动静脉的血管腔发生闭塞，引起局部组织缺血，最后坏死至肢体末端脱落的炎性病变。其病程缓慢，呈周期性加剧，使患者痛苦不堪。本病属于中医学"脱疽"范畴。早在《内经》中就有关于本病的记载，《灵枢·痈疽》云："发于足趾，名曰脱疽，其状赤黑，死不治；不赤黑不死，不衰，急斩之，不则死矣。"笔者自1962~1986年采用四妙勇安汤加味治疗71例血栓闭塞性脉管炎患者，取得了较满意的疗效。兹总结如下。

一、一般资料

（一）诊断标准

1. 足背或肢端动脉搏动减弱或消失，伴肢体缺血症状如麻木、发凉、间歇性跛行等。
2. 肢端皮肤潮红或紫红；抬高大腿时，肢端苍白；皮肤温度降低，尤以寒冷季节明显。
3. 除外雷诺病、动脉硬化症、糖尿病性足部坏疽等疾病。

（二）病例基本情况

71例患者中男性占64例，占90.1%，与"文献"报告类似。年龄最小者34岁，最大64岁，平均46岁。有吸烟史者53例，占74.6%；病程五年以下者49例，6~10年者18例，11~15年者4例；病变部位多在下肢，计66例，占93%。

按病变发展过程分类，局部缺血期21例，营养障碍期15例，局部坏死期

35例；按中医分型，虚寒型11例，瘀滞型16例，热毒型36例，气血两虚型8例。

二、治疗方法

（一）内治

本文病例皆以《验方新编》之"四妙勇安汤"为主方加味内服，并分别施以不同的熏洗方及外科处理。四妙勇安汤由玄参三两、金银花三两、当归二两、甘草一两组成，功能清热解毒、活血止痛，是治疗热毒型脱疽的验方。本人使用此方时突破了原方的规范，具体应用如下。

1. 虚寒型

症状：患肢怕冷，触之觉凉，疼痛夜甚，麻木、抽痛、轻度间歇跛行，局部皮肤潮红或苍白。舌质淡，脉沉弱。

处方：金银花90g，玄参90g，当归30g，黄芪120g，附子12g，肉桂10g，甘草15g。水煎服，日服2次。

2. 瘀滞型

症状：患肢皮肤紫红或青紫，活动或足下垂时皮色加深，麻木跛行、胀疼。趾甲粗糙、色暗或见瘀斑，肌肉明显萎缩。舌质淡紫，苔薄白，脉沉涩。

处方：金银花90g，玄参90g，当归60g，丹参10g，桃仁12g，红花12g，地龙10g，黄柏10g，甘草15g。水煎服，日2次。

3. 热毒型

症状：患肢暗红、微肿、灼热、溃烂腐臭、疼痛剧烈，夜间尤甚。多有发热，口渴。舌红绛，脉数而有力。

处方：金银花120g，玄参120g，当归90g，蒲公英30g，紫花地丁30g，甘草60g。水煎凉服，日2次。

4. 气血两虚型

症状：病缠绵数年，体虚无力，面萎黄，畏寒，自汗，气短。患肢肌肉明显萎缩，创面久溃不愈。舌质淡，苔薄白，脉沉弱。

处方：当归90g，金银花120g，玄参120g，黄芪120g，党参120g，甘草

60g。水煎热服，日2次。

上述方剂均连服1个月为1个疗程，不愈再服。

（二）外治

局部缺血期患者，无论哪种类型皆需配合外用熏洗方。处方：艾叶60g，透骨草120g，鸡血藤120g，干姜60g，川椒30g。水煎1000mL，每晚洗脚1次。

营养障碍期患者，无论是哪种类型皆需配合肢体抬高及踝关节屈伸转动之运动，以改变局部血循环，并可据病情配合外洗法。

局部坏死期患者，可配合外涂生肌玉红膏等，每日换药1次，若有死骨应及时清除。

三、治疗结果及分析

1. 疗效判定标准

以"全国血栓闭塞性脉管炎会议"制定的标准为依据。①临床治愈：主要症状消失，创面完全愈合，相应部位脉搏恢复或侧支循环建立，能做一般工作或恢复原来工作；②基本治愈：症状显著减轻，静止痛消失，皮色皮温明显好转，创面接近治愈，能从事轻工作，血循环尚有轻度障碍；③好转：症状减轻，创面缩小，肢体血循环明显改善，但仍需继续治疗；④无效：治疗3个月以上症状无改变或恶化者。

2. 疗效统计

71例患者经1~3个疗程治疗，临床治愈45例，占63.4%；基本治愈12例，占16.5%；好转13例，占18.6%；无效1例，占1.4%。总有效率98.6%。

四、分析与体会

1. 以四妙勇安汤加减治疗血栓闭塞性脉管炎多有报道，历来认为此方主要适用于"热毒型"。本人经71例临床病例验证，认为此方不但适用于"热毒型"，对于"虚寒型""瘀滞型"乃至"气血两虚型"皆可应用，只要加减得法，均可收到满意疗效。这一实践表明，对于验方四妙勇安汤的药理，当予以深入研究。对于该方方义、功用与主治，当予以更加全面的阐述。

2. 以该方治疗脉管炎，历来多主张用于下肢远端之病变，但本人经临床验证体会到，该方不仅适用于下肢远端之病变，对于上肢等其他部位病变同样有效。

3. 据《验方新编》所载，本方"一连十剂……药味不可少，减则无效"。本人宗该方之旨，在运用该方时，大胆地突破了原方之剂量。经临床证实，较原方收效迅速且疗效较高，亦未发现毒副作用。一般服3剂后，疼痛即明显减轻，其止疼作用可强于杜冷丁。

4. 保护肢体免受寒凉，对于本病治疗有着积极促进作用。

（韩臣子1990年发表于《北京中医杂志》第1期）

综合治疗急性心肌梗死 30 例

急性心肌梗死属中医学"真心痛"范畴,是中医内科危重病症。近年来,我们用中医疗法辨证论治,共观察 30 例,现总结如下。

一、临床资料

全部病例均符合 WHO 制定的诊断标准(《中华心血管病杂志》1984 年第 1 期),患者未加筛选。

性别与年龄:男性 23 例,女性 7 例,平均年龄为 54.3 岁。其中 40 岁以下 1 例,72 岁以上 2 例,41 岁~70 岁 27 例。

梗死部位:局限前壁 8 例,广泛前壁 4 例,前间壁 5 例,正后壁 1 例,下壁 7 例,高侧壁 2 例,心内膜下 3 例。

主要伴发病:高血压 16 例,糖尿病 1 例,脑血管病 1 例,慢性气管炎 2 例,其他病 10 例。

二、治疗方法

(一)危重阶段(1~16 天)

1. 开窍止痛法

苏合香丸,口服,每次 1 丸,每日 1~2 次,用于热象不显者;安宫牛黄丸,口服,每次 1 丸,每日 1~2 次,用于有热象者。以上两药常合用,辨证偏寒者以苏合香丸为主,辨证偏热者以安宫牛黄丸为主。

2. 益气活血法

以自拟益气活血汤为基本方。药物:人参(或西洋参)6~10g(单煎),

生黄芪 30g，三七粉 3~6g（分冲），丹参 30g，延胡索粉 3~6g（分冲）。水煎取汁，直肠滴入，分 2 次，每次 100mL，亦可口服。

加减：疼痛不缓解者，加罂粟壳 6~10g；舌苔黄厚，脘闷者，加瓜蒌 30g、陈皮 10g、石菖蒲 10g、远志 10g；发热，舌质红，脉数或滑者，加板蓝根 30g、金银花 30g；心悸不安，脉结代者，加麦冬 15g、五味子 6g、炙甘草 10g；睡眠差者，加酸枣仁 20g、合欢花 10g；伴腹胀者，加厚朴 10g、大腹皮 10g、枳壳 10g；大汗不止，四肢逆冷，口气冷者，加附子 10g、干姜 6g。

3. 静脉点滴

复方丹参注射液，每日 20mL。

4. 针刺治疗

内关、足三里，手法平补平泻。本组患者有 4 例曾用杜冷丁止痛，有 3 例用利多卡因抗心律失常。

（二）恢复阶段（17~21 天）

1. 中药汤剂

根据辨证，以益气活血汤为主，兼施行气、化痰、清热、养阴、健脾、滋肾等法，每日 1 剂，口服。

2. 推拿疗法

取心俞、厥阴俞、内关、足三里、神门、大陵等穴，手法以指腹按压为主，以揉为辅，每次揉按 1 分钟，日 1 次，直至患者自觉穴位处酸胀感向心脏部位扩散，即为"得气"。

三、治疗效果

死亡 1 例，发生在入院后 16 小时。4 例心源性休克、3 例心力衰竭均在一周内纠正，17 例心律失常有 14 例被纠正，自觉症状均消失。

四、分析与体会

危重阶段通法与补法并用，以通为主。该病以持续胸痛、不易缓解为主要症候特点，中医学称"真心痛""厥心痛"。《素问·举痛论》曰："经脉流行不止，环周不休，寒气入经而稽迟，泣而不行。客于脉外则血少，客于脉中则气不通，故卒然而痛。"这说明其病机为血脉瘀滞不通。朱丹溪认为是"死血作痛"。唐宗海《血证论》曰："此血在身，不能加于好血，而反阻新血之化机，故凡血证，总以祛瘀为要。"由此可见，活血祛瘀乃是治疗该病的当务之急。但据我们临床观察，一般的活血祛瘀剂药力尚不足，很难在短时期内起效，疼痛不止说明其气血未通，而改用开窍剂"苏合香丸"和"安宫牛黄丸"，取其芳香走窜，直入心以通其血脉，配合活血化瘀汤剂，收到较好的止痛、安神效果。另一方面，该病发生以正气虚为本，且发病后多见心悸、乏力、气短，甚则口气冷，汗出不休，手足青至节，冷如冰，旦发夕死，夕发旦死，亦为正气大伤、心气不足、心阳欲脱之象。因而在开窍通络的同时，又必须扶其正气，固其根本，以防芳香太过。且气为血帅，气旺亦可推动血脉运行。因此，我们采用以活血开窍通其血脉为主，同时照顾正气的方法，效果满意。

综合治疗可以提高疗效。心主血脉而藏神，又为五脏六腑之大主，瘀血阻于心脉、血不养心、心气亏耗，可致其他脏腑气血运行失于调畅。卧床时间较长，肌肉肢节失于运动，亦可影响气血运行。在药物治疗的同时，配合针刺内关和足三里，既可活血止痛开痹，又可益气健脾清热；配合推拿疗法，则可促进气血运行，改善各脏腑功能活动，使心脏疾病得到改善。

多途径给药可提高药物作用，尤其是在危重阶段，既能使药物吸收增加，又能减轻脾胃负担，同时收到预防和治疗便秘的临床功效。

五、病案举例

李某，男，55岁，干部，住院号15483。

1990年10月5日下午4时急诊入院，诊为"广泛前壁心梗"。症见左胸刺痛难忍，连及背部。服硝酸甘油后症状未缓解，伴心悸、汗出、手足不温、烦躁。舌质淡暗，苔白略厚，脉左沉细，寸微，右浮大无力。病前有明显劳倦急躁史。测血压ll/8kPa，听诊心音低钝，心律不齐。

中医诊断：真心痛，辨证属瘀血阻心，阳气不通。

治疗：口服苏合香丸，每次1丸，日1次，另以自拟益气活血汤加罂粟壳、附子，水煎200mL，分1次直肠滴入。同时静脉滴注复方丹参液，每日20mL。

第三天疼痛已止，血压12/8kPa，手足温，脉见滑象，较前有力，舌苔微黄。改用安宫牛黄丸为主，日2丸，苏合香丸日1丸，汤剂去罂粟壳、附子，加板蓝根，用法如前，并配合针刺内关、足三里，每日1次。

第七天精神转佳，但觉胸闷，舌苔厚，脉左寸弱，右小滑。改用益气活血化痰开痹法，汤剂每日1剂，配合推拿治疗，14天后自觉症状消失。

（韩臣子1992年发表于《北京中医杂志》第4期）

中脏腑型中风124例临床疗效观察

自1985年以来，我们对收治的中脏腑型中风（高血压性脑出血）124例患者，分别予以针刺、中药为主的综合治疗和西医常规治疗，并进行了临床疗效比较。现将观察结果报告如下。

一、临床资料

124例中脏腑型中风患者，均为高血压性脑出血，起始症状积分小于18分。凡轻度脑出血（中经络）者、蛛网膜下腔出血者、有严重心衰及其他影响肢体运动功能的合并症者，不列为观察对象。

1. 一般资料

124例患者分为两组分别予以不同治疗。中医组82例，其中男性50例，女性32例；西医组42例，男性23例，女性19例。中医组<40岁1例，40~50岁10例，51~60岁27例，>60岁44例；西医组分别为0例、5例、13例、24例。两组性别、年龄分布情况基本一致。

2. 症状、体征情况

124例患者均有不同程度的神志障碍，105例有不同程度失语，121例有不同程度肢体瘫痪。附表2示，两组以上各项情况基本一致。

附表2　两组神志、语言、瘫痪、肌力情况

分组	神志障碍				语言障碍		瘫痪				肌力分级		
	恍惚	迷蒙	神昏	昏愦	不全失语	完全失语	左侧	右侧	双侧	交叉	0~Ⅰ	Ⅰ~Ⅱ	Ⅲ~Ⅳ
中医组	18	29	26	9	47	26	36	41	7	1	31	14	35
西医组	10	15	14	3	21	11	15	18	3	0	14	8	19

3. 伴发症情况

124例中伴高血压、动脉硬化101例，冠心病66例，慢性支气管炎、肺部感染45例，糖尿病9例，颈椎病39例和其他疾病。

4. CT检查及诊断情况

124例患者中治疗前经脑部CT扫描诊断者104例，余20例经抽取脑脊液检查和临床各种症状、体征检查而确诊。经CT诊断者中，中医组壳核出血26例，丘脑出血26例，侧脑室出血2例，脑桥出血6例，小脑出血7例；西医组壳核出血9例，丘脑出血18例，中脑出血2例，脑桥出血3例，小脑出血5例。

附表3　两组CT诊断出血量（mL）情况

分组	例数	<10	11~20	21~30	31~40	41~50	51~60	61~100
中医组	67	6	10	17	12	11	6	5
西医组	37	7	8	8	3	3	4	4

二、治疗方法

中医组给予以中药、针灸为主的综合治疗，西医组给予常规西医治疗。

1. 中医组治疗

本病患者可辨证分为四类证候予以治疗。

风火上扰清窍：予清泻肝火，辛凉开窍。急性期予安宫牛黄丸，继以当归芦荟丸加减：当归、石菖蒲、郁金、大黄各10g，红花、龙胆草、栀子、黄连、黄柏各12g，赤芍、水牛角粉（分冲）15g。每日1剂，灌服或鼻饲。神清便通后，去大黄加玄参30g，麦冬24g，生地黄20g。出现变证时更方。

痰湿蒙塞心神：予豁痰息风，辛温开窍。急性期予苏合香丸，继以涤痰汤加减：姜半夏、生黄芪各15g，枳实10g，胆南星、茯苓、红参、当归、赤芍、丹参各10g，菖蒲、竹茹、甘草各6g，制白附子4g，生姜3片，大枣7枚，竹沥水（冲服）20mL。每日1剂，灌服或鼻饲。四肢逆冷者加炮附子10g，神清后继服此方，出现变证时更方。

痰热内闭心窍：予清热豁痰开窍。急性期予安宫牛黄丸，以金银花、薄荷煎汤化开，灌服或鼻饲。热甚腑实者，安宫牛黄丸加生大黄末10g，先服半量，效不显续服；后以清瘟败毒饮加减：生石膏（先煎半小时）120g，水牛角粉（分冲）30g，黄连、栀子、玄参、牡丹皮、竹叶各10g，甘草6g；亦可加入磁石滚痰丸6~10g共服。每日1剂。

元气败脱、心神散乱：予益气回阳、救阴固脱。予大剂量参附汤合生脉散加味：生黄芪240g，人参20~30g，炮附子12g，麦冬30g，当归、川芎、红花各10g，生龙骨、生牡蛎各60g。每日1剂。神清后减少参芪，加大活血药用量。

以上四类证候恢复期遗有口舌歪斜者，均可加服牵正散，每日2次，每次10g，热酒调服。

服用中药同时给予针刺治疗，针刺治疗旨在疏通经络，调和气血，开窍通闭。

闭证：风火上扰清窍和痰热内闭心窍所致之阳闭证急性期，予降火息风、豁痰开窍法，取督脉、十二井穴为主，辅以手、足厥阴，足阳明经穴。临床常规消毒后，以三棱针点刺井穴出血，以26号毫针泻法针刺人中、太冲、丰隆、劳宫等穴，1~2分钟行针一次，神清后减十二井穴和人中穴，针对语言、肢体功能障碍辨证施针。

对痰湿蒙塞心神所致阴闭证急性期，予豁痰息风开窍法，取任脉、十二井穴为主，辅以手、足少阳，足太阴经穴。以三棱针点刺井穴出血，以30号毫针补法针刺人中、太白、丰隆、天井、劳宫、鸠尾、会阴等穴，1~2分钟行针一次，神清后减十二井穴、人中，酌加百会、印堂、风池、风市、三阴交等。

脱证：对元气败脱、心神散乱之脱证急性期，急予回阳固脱法，取任脉为主，辅以督脉穴。先以28号毫针强刺激命门穴，遂以大艾炷隔盐灸关元、神阙，冷汗淋漓者加刺阴郄，鼾睡不醒者加刺中脉等。

其他疗法：除针刺、中药外，还给予补液、降压脱水疗法，输液时加用复方丹参液、抗生素等。

2. 西医组治疗

西医组采用纯西医疗法，依《实用内科学》《西医学基础》之治疗方案制定。

三、疗效分析

本组病例均按国家中医药管理局医政司制定的《中风病中医诊断、疗效标准》判定疗效。满分 28 分，治疗前起点分小于 18 分。

1. 治疗结果

中医组平均治疗时间 28.4 天，西医组为 36.7 天。附表 4 示，中医组疗效明显优于西医组，中医组显效以上 16 例，西医组仅 1 例。中医组总有效率 86.6%，西医组为 42.9%。两组比较有极显著性差异（$P<0.01$）。

附表 4　两组治疗结果比较

分组	例数	基本治愈例（%）	显效例（%）	有效例（%）	无效例（%）	恶化例（%）
中医组	82	6（7.3）	10（12.2）	55（67.1）	0	11（13.4）
西医组	42	0	1（2.4）	17（40.5）	7（16.6）	17（40.5）

2. 治疗后症状、体征变化情况

中医组治疗后神志障碍有明显改善，恍惚者 18/18 例、迷蒙者 27/29 例、神昏者 22/26 例、昏愦者 4/9 例神志转为清醒，存活者中出院时仅 4 例仍处于神志恍惚状态。中医组治疗前有 73 例有语言障碍，经治疗 62 例（84.9%）获得不同程度改善，语言表达能力积分达 3~4 分 23 例（31.5%）、2~3 分 39 例（53.4%）、0~2 分 11 例（15.1%）。中医组治疗前有 80 例肌力受损，治疗后 69 例（86.3%）获不同程度改善，总积分增加 2~5 分 19 例、6~9 分 34 例、10 分以上 16 例。瘫痪肢体恢复过程中，上肢恢复较下肢为早、为好，肩、髋等大关节的简单动作恢复较指趾小关节复杂动作为早、为好。经中医为主的综合治疗后，腱反射亢进与肌张力增高的情况得到改善，轻瘫者较快恢复正常，病情较重的软瘫者，恢复正常则较困难。

四、体会

中脏腑型中风属出血性中风范畴，本组 124 例中属丘脑、脑桥、小脑、中脑、侧脑室出血者占 64.5%，说明本组病例的病情较重。本工作观察到，以中药、针刺为主的综合治疗，疗效优于单纯西医组，且疗程稍短于西医组。

鉴于本病病机为本虚标实，并见瘀滞证候，故在"急则治其标，缓则治其本"的治则前提下，应充分注意合理运用通消之法。对各类证候，均可合理使用活血化瘀药物，宜早不宜迟，于各方中有选择地加入或重用丹参、川芎、红花、当归、赤芍、郁金、降香等活血化瘀药物，3~5味同用，每味药量多在10~15g，特别是丹参更为常用，在输液中亦可适当加入丹参或复方丹参注射液。经临床观察，未见急性期使用活血化瘀药而发生再出血情况。

对痰热内闭心窍证急性期的治疗，传统的凉开息风法（如安宫牛黄丸加羚角钩藤汤）疗效常不尽如人意。我们经临床实践，将治疗重点放在豁痰降火上。先以安宫牛黄丸豁痰开窍，继以清瘟败毒饮泻火凉血。此方合白虎汤、黄连解毒汤、犀角地黄汤三方于一体，清热泻火、凉血醒脑之力极强，本证13例，11例获效。

总结临床经验时，也发现急性期存在延误抢救时机而影响疗效等问题。究其原因，中药急症用药剂型较少，仅靠鼻饲或灌服，常不能及时充分地发挥药效，而延误病情。因此，开拓高效、速效的中药剂型及多种给药途径，实为当务之急。

（韩臣子1993年发表于《中医杂志》第10期）

健运脾胃法用于胆石症 200 例分析

中医药治疗胆石症有其独到之处。笔者没有仅仅着眼于短期内排石、溶石中药的筛选和运用,而是兼顾整体,平衡阴阳,从恢复脏腑正常的生理功能入手,临床治疗 200 例胆石症患者,疗效满意。通过与单纯用排石汤治疗 50 例对照观察,发现有明显的优势。现报告如下。

一、一般资料

1. 病例筛选

治疗组与对照组病例均为门诊患者,诊断标准及中医辨证分型符合《52 种疾病中医诊疗质控标准》。本组仅选择了胆石症静止期的气滞型病例,湿热型和毒热型不在其中,以利于集中观察。治疗组和对照组按就诊次序随机而分。在性别、年龄、病程、病情分布上基本均衡,经统计学处理,无显著性差异,具有可比性。

2. 一般资料

250 例中男性 92 例,女性 158 例;年龄 21~30 岁 9 例,31~40 岁 42 例,41~50 岁 70 例,51~60 岁 83 例,61 岁以上 46 例。病程最短一周,最长 20 年。病种:胆囊结石 237 例,肝内胆管结石 12 例,胆总管结石 1 例;单发结石 81 例,多发结石 169 例,充满型胆囊结石 9 例。结石在 0.5cm 以下者 46 例,0.6~1cm 者 88 例,1.1~2cm 者 93 例,2.1cm 以上者 13 例。患者超过标准体重者 231 例;胆囊结石术后又因肝内胆管结石来诊者 3 例;曾用中西医药治疗者 210 例;曾行体外碎石者 11 例。

二、治疗方法

1. 治疗组

基本方（自拟胆石汤）组成：炒白术、枳壳、生黄芪、芒硝、郁金、香附、鸡内金、虎杖、金钱草、山药。

加减：年龄40岁以下而无明显气虚表现者去山药；兼有胆道蛔虫者加使君子、槟榔、苦楝皮；兼脾阳虚者加附子理中丸；兼血瘀者加莪术、桃仁、红花、丹参、刘寄奴；兼肝阴不足者加生地黄、枸杞子、生首乌；兼有明显肝郁者加柴胡疏肝散。煎服法：凉水浸泡40分钟，大火煎开后改文火并盖严锅盖煎煮15分钟，取出药汁再重复一次，将两煎混合分早、中、晚或早、晚饭前一小时温服，1~2周复诊一次，45天为一个疗程。

2. 对照组

选用青岛市立医院经验方"胆道排石汤1号"。组成：柴胡、郁金、香附、金钱草、广木香、枳壳、大黄。加减变化和煎服法同治疗组。所观察病例一律停用其他治疗。

三、治疗结果

1. 疗效标准

符合按照《52种疾病中医诊疗与质控标准》分3级：①治愈：症状体征消失，原有结石消失，经B超检查或各种X线造影之一检查证实；②好转：治疗后有排石或结石变小，经B超及X线检查证实者，结石引起的疼痛及其他症状缓解者；③无效：结石无排出，无变小，结石所引起的症状未能完全缓解者。

2. 近期疗效

统计截至第2疗程结束，治疗组治愈43例，占21.5%，好转150例，占75%，无效7例，占3.5%，总有效率为96.5%；对照组治愈10例，占20%，好转28例，占56%，无效12例，占24%。总有效率76%，经统计学处理，两组总有效率方面有显著性差异（$P<0.05$）。

3. 远期疗效

对两组好转后未继续治疗的部分病例进行 0.5~2 年的追访，因结石引起的疼痛及其他消化道症状发作者，治疗组 150 例中有 28 例，占 18.7%，对照组 28 例中有 12 例，占 42.9%。经统计学处理，两组远期疗效具有显著性差异（$P<0.05$）。

4. 不良反应

治疗组 200 例服药后均无明显不良反应，在排出结石的同时自觉精神转佳，消化功能趋于正常，观其面色渐觉华润，脉象渐觉和缓，原有症状均基本消失。对照组 50 例中有 28 例出现不同程度神疲乏力，精神不振，腹胀便溏、大便次数增多或便秘，纳食减少。

四、病案举例

吴某，女性，30 岁，干部。1992 年 12 月 20 日初诊。

主诉：右胁痛三年。疼痛如针刺，阵发性加剧，有时放射至右肩，伴纳少，腹胀，大便不爽，小便略黄。舌体胖，舌苔略厚罩黄，脉左弦右滑，重按无力。在北大医院做 B 超检查，三年前报告胆囊少量泥沙样结石，来诊前一个月报告胆囊结石，仍呈泥沙型，约占胆囊 2/3，胆囊收缩功能减弱。因长期服药无效建议手术治疗。患者平素性情急躁，亦常不按时进餐。首诊立法清利肝胆，佐以扶脾。

处方：炒柴胡 8g，香附 15g，郁金 12g，虎杖 20g，金钱草 30g，鸡内金粉 10g（分吞），芒硝 6g（后下），炒白术 10g，枳壳 15g，生黄芪 10g，炒白芍 15g。连服七剂。

二诊：B 超复查结石竟排净，唯疼痛未除，大便溏而体感虚弱，脉大而软。治以健运脾胃，养血柔肝，佐以疏肝利胆排石。以自拟胆石汤加党参，去芒硝，合逍遥散加减调理二月余。症状全部消失，面色转华，脉亦见缓象而浮大，随访至今未复发。

五、讨论

胆石症在近年发病率增高,城市多于农村,据证实与人们生活节奏加快、精神紧张、饮食过剩和运动减少等有关。七情、饮食、劳逸致病而损及脾胃,另一方面,胆石形成的诸多因素,如胆汁瘀滞、细菌感染、胆汁化学成分的改变等,也与脾胃的受纳、腐热、转输和运化功能关系密切。故治疗上须顾护脾胃,健脾而利于肝胆的疏泄。此外胆石症治疗时间长,溶石、排石药味多具疏利通下苦寒之性,久服必伤及正气。笔者临床上将健运脾胃法贯穿应用于治疗终始,提高了疗效,减少了不良反应。但由于条件所限,该法仅限于术、芪、参、药等益气之品。而中医脾胃理论丰富精深,运用则圆机活变,诸多问题和领域尚待探索。

(隗合坤,韩臣子1996年发表于《北京中医杂志》第4期)

理血法用于体外冲击波碎石后600例临床疗效研究

体外冲击波碎石术（extracorporeal shock wave lithotripsy，ESWL）作为近15年来治疗泌尿结石之主要手段，其所造成的人体组织和功能损害，越来越引起人们的关注，也是一对难以避免的矛盾。我们根据中医理论及临床经验，针对ESWL对人体的影响——损伤瘀滞，加用理血法观察300例ESWL后临床疗效。现报道如下。

一、临床资料

1.一般资料

本研究600侧均为确诊肾或输尿管结石的患者，随机分两组。治疗组300例，对照组300例，均门诊治疗。

（1）性别与年龄：见附表5。

附表5 两组性别、年龄分布表

分组	性别		年龄					
	男	女	≤20岁	21~40岁	41~50岁	51~60岁	61岁以上	平均年龄
治疗组	202	98	16	163	70	29	22	42
对照组	197	103	16	162	71	31	20	41

（2）结石部位、数量、大小：见附表6。

附表6　两组结石部位、数量、大小分布表

部位				数量		大小（cm）		
肾	输尿管			单发	多发	0.9~1.4	1.5~2.0	2.1~2.5
	上	中	下					

	肾	上	中	下	单发	多发	0.9~1.4	1.5~2.0	2.1~2.5
治疗组	87	80	32	130	59	241	163	130	7
对照组	84	81	29	133	60	240	165	129	6

（3）中医证候分类：见附表7。

附表7　两组中医辨证分型表

分组	下焦湿热	下焦瘀滞	肾气亏虚	肾阴亏虚
治疗组	201	50	29	20
对照组	203	48	28	21

以上资料表明，两组在性别，年龄，结石部位、数量、大小，以及中医证候类型方面基本接近，经统计处理 $P>0.05$，具有可比性。

2.诊断标准

参考《中医病证诊断疗效标准》（国家中医药管理局，1994年）。

3.纳入病例标准

符合泌尿系结石诊断，结石直径0.9~2.5cm，且分布在肾和输尿管者列为观察对象。并除外以下情况：膀胱、尿道结石；结石直径在0.8cm以下、2.6cm以上者；凝血功能障碍者；肝肾功能不全者；心肺功能严重障碍者；传染性疾病活动期患者；糖尿病未控制者；碎石后细菌逸出造成严重尿路感染者；结石形成包裹者；结石以下有器质性梗阻者。

二、治疗方法

1.理血法

自拟理血方：三七、血竭、桃仁、苏木、制没药、蒲黄、桂枝。前六味等分，桂枝量减半，共为细末，日服30g，分3次黄酒送下。根据年龄、体重、体质、碎石次数酌情调整用量。

2. 调中消石汤法

自拟方：生黄芪、芒硝、鸡内金、鱼脑石、沉香、丹参、枳壳、冬葵子、石韦，每日1剂，水煎服。

加减：下焦湿热加滑石、瞿麦、车前子；下焦瘀滞加三棱、莪术；肾气亏虚加服金匮肾气丸；肾阴亏虚加牡蛎、女贞子、鳖甲。

3. 体外冲击波碎石术（ESWL）

详细操作略。

治疗组为以上三种治疗方法并用，对照组选用后两种。

三、治疗结果

1. 疗效标准

依据《中医病证诊断疗效标准》（国家中医药管理局，1994年）：①治愈：砂石排出，症状消失，X线片结石阴影消失；②好转：症状改善，X线片结石缩小或部位下移；③未愈：症状及X线检查结石无变化。

2. 疗效比较

见附表8。

附表8　两组疗效比较

	治愈	好转	未愈	平均治愈天数	平均碎石次数
治疗组	297	3	0	11.33	1.18
对照组	295	5	0	13.13	1.45

两组比较，总有效率及治愈率无明显差异（$P>0.05$），而治疗组平均治愈天数和平均碎石次数明显低于对照组（$P<0.01$）。

四、讨论

ESWL所致泌尿系之组织损伤，功能变化已成事实，以中医理论思之，当归"伤科"，乃外力为病也。中医伤科于唐代已颇发达，明、清又添羽翼。其论精，其治验，其效捷；今人用之，效验昭彰，常出意料。明代薛己《正体类要》概括其病机为"肢体损于外，则气血伤于内，营卫有所不贯，胜腑由之不和"。清代沈金鳌《杂病源流犀烛》论其治法为"而其大要，总须调血为主"。ESWL主要造成经络损伤，血出致瘀，气血停滞，脏腑气化失和。治之当以祛瘀为主，而佐行气、和络，以助胜腑之气化。

自拟理血方用于ESWL后，药取三七，甘苦微湿，散瘀和血；血竭性平，专入血分，活血散瘀，共为主药。桃仁味苦，泄降导下，和畅气血，破瘀生新；没药苦辛，性平芳香，宣通胜腑，透达经络，消瘀行气；苏木入血，味辛走散，行血祛瘀；蒲黄入血，止血散瘀，兼能通淋，共为辅佐药。肉桂独特，量取其半，以为佐使，入肾入血，性温鼓舞，气血易生，使元复也。方之七味，皆源于伤科诸名方，而依ESWL致损之证裁剪而成。合而成效，使瘀血去，经络通，脏腑和；为偏温、偏通、偏降之剂；恰中病机，暗和古法。临床实践表明，ESWL后运用理血法能缩短治愈时间，减少碎石次数，明显优于对照组，提示理血法能促进ESWL后泌尿系损伤之恢复。

（隗合坤，韩臣子2001年发表于《北京中医杂志》第4期）

韩臣子治疗巨大肾结石经验

巨大肾结石指结石直径 >2.5cm 者，保守治疗存在诸多难以解决的问题，一般主张手术治疗。韩臣子是北京市房山区中医医院主任医师，从医 60 余年，擅长治疗疑难杂症，尤其擅长泌尿系结石的治疗。韩老将现代碎石技术与中医药独特方法有机结合，非手术治疗巨大肾结石每获佳效。现将其经验总结如下。

一、碎石机碎石

结石不变小则难借药物之力排出，但碎石方法不当，一次碎石能量过大，会造成大量碎石同时排出，形成输尿管梗阻或石街。韩老采取低能量、多次数、分步骤碎石方法，在靠近肾盂出口外的部位开始碎石，使每次碎石控制在一定范围，使之顺利排出。该方法对肾功能的恢复十分有利，使现代碎石技术得到了充分的利用。

二、调中排石

韩老认为脾胃功能失调是结石形成的中心环节。脾不升清，胃不降浊，则废浊之物存留体内，逐渐形成结石。结石形成后，又阻碍气血，影响气化。因此，治疗肾结石宜调理脾胃功能，复其健运以治本，利尿排石而治标。韩老分三型辨治巨大肾结石。

1. 气滞血瘀型

症见尿隐血阳性，舌质紫暗或有瘀斑，脉细涩。重用当归、红花各 30~50g，酌用乌药、川楝子、三棱、莪术等。

2. 湿热型

症见肾绞痛发作，大便不畅，舌质偏红，苔黄腻，脉弦或数。重用瞿麦、滑石、冬葵子各30~60g，并酌选车前子、酒大黄等。

3. 肾气亏虚型

症见腰膝无力，身倦乏力，脉沉而弱。常以肉桂、附子为君，酌加干姜、山茱萸、女贞子、菟丝子、桑寄生、续断等。

韩老调中之法常用白术、枳壳、生黄芪、芒硝，排石药鱼脑石、海金沙、鸡内金、金钱草、猫须草。肾绞痛发作者加白芍药30~100g、甘草10~30g缓急止痛。

三、理血剂恢复肾功能

现代研究表明，肾功能损害原因有二：①结石及其梗阻造成的直接损害；②碎石治疗对肾组织的影响。冲击波引起的组织变化为肉眼可见的肾周围及肾包膜下小血肿、肾内轻度出血水肿、肾皮质及髓质界限模糊。肾功能变化主要表现为血液和尿液中细胞酶显著提高；损伤程度与冲击波聚焦区大小、冲击波次数成正比。韩老认为，体外碎石之外力造成人体的病理变化为经络气血损伤，即出血致瘀，血瘀气滞。故常选三七、血竭、生蒲黄、苏木，使瘀血去，络通血和。临床观察表明，此四味药用于碎石治疗后1周，能较快恢复肾功能。

四、验案举例

王某，男，50岁，干部。1998年5月25日初诊。

腹部X线片：左肾2.7cm×2.5cm高密度影，其下部有10余枚约0.5cm×0.5cm高密度影。B超：左肾盂积水约3.5cm，肾结石。刻诊：腰膝疲软，面白无华，形体略瘦。舌质暗淡，脉沉而涩。

治疗：①碎石机碎石。采用低能量，从肾盂出口部位开始逐渐向外，每2周碎石1次。②予温肾活血调中排石方。药物组成：肉桂3g，制附子6g，三七粉4g（冲服），血竭粉2g（冲服），生蒲黄10g，苏木10g，白术15g，枳壳 15g，生黄芪 30g，芒硝 6g（后下），鱼脑石 30g（先煎），乌药 10g，猫须草 30g，当归 30g，红花 30g（包煎），鸡内金 15g，冬葵子 40g。日 1 剂，水煎分 3~4 次温服。

患者每次碎石后均有肾绞痛发作，故加白芍 80g、生甘草 30g。每次碎石后酌情调整用药。治疗期间形成石街 2 次，约 8~15cm。治疗 100 日，共碎石治疗 8 次，其中肾结石 6 次，输尿管结石 2 次，结石全部排净，肾功能各项指标正常，收集结石数百枚。继以调中化石之法，改散剂常服，随访 7 年未见复发。

五、结语

韩老采用调中排石、理血剂恢复肾功能，结合现代碎石技术治疗肾巨大结石取得了较好疗效，且使患者免除了手术之苦，值得临床推广应用。

（隗合坤，韩丽霞 2006 年发表于《河北中医杂志》第 4 期）

调中溶石汤治疗肝胆气郁型胆总管结石76例疗效观察

胆石症是常见病、多发病，约占胆道外科疾病的90%，其中胆总管结石占11%。胆总管结石多为胆囊结石排入胆管，并停留在胆管内成病，也有原发于胆管，主要由胆道感染、胆管梗阻、胆道异物为诱因而致。临床典型表现为右上腹胀痛或绞痛，常伴恶心呕吐、黄疸，有胆道感染可出现寒战高热。外科多以手术治疗为主。中医学认为该病归属"胁痛""黄疸""胆胀"等范畴，肝胆气郁型胆总管结石临床多表现为常因情志不舒诱导的右胁胀痛或心下痞满，胸胁胀满，纳差，大便干。笔者运用调中溶石汤辨证治疗肝胆气郁型胆总管结石取得了较好的疗效。现报告如下。

一、临床资料

1. 一般资料

回顾性总结2009年1月~2011年5月，韩臣子结石专科门诊治疗的胆总管结石病中属肝胆气郁型患者76例。其中治疗组40例，男16例，女24例；年龄分布为：35岁以下者1例，35~44岁者7例，45~54岁者18例，55~64岁者11例，65岁以上者3例，平均51.4岁。对照组36例，男14例，女22例；年龄分布为：35岁以下者2例，35~44岁者8例，45~54岁者17例，55~64岁者7例，65岁以上者2例，平均50.9岁。两组在年龄、性别、症状、体征等方面比较，无明显差异（$P>0.05$），具有可比性。

2. 诊断标准

（1）中医诊断标准：参照《中药新药临床研究指导原则》。

（2）西医诊断标准：参照《外科学》。

（3）纳入标准：符合西医诊断标准；符合中医诊断标准，证型符合肝胆气郁型；胆总管结石直径小于或等于0.8cm，拒绝手术治疗。

（4）排除标准：外急性胆囊炎、胆管炎，急性化脓性胆囊炎，急性梗阻性化脓性胆囊炎、胆管炎，胆囊穿孔并发弥漫性腹膜炎；合并心、脑血管、肝、肾及造血系统等严重原发病。

二、治疗与观察方法

1. 治疗方法

治疗组患者采用韩臣子主任医师创制的调中溶石方，药物组成：鱼脑石15g（先煎），生黄芪10g，鸡内金15g，沉香10g（后下），芒硝6g（后下），枳壳10g，陈皮12g，延胡索10g，茵陈20g，白术15g。伴有低热者加板蓝根、半枝莲；腹痛甚者加延胡索、川楝子；气滞者加木香、郁金、香附；湿阻者加茯苓、防己；兼肝阴不足者加白芍、生地黄；血瘀者加当归、红花。1个月为1个疗程，患者接受1~6个疗程治疗，门诊为主，每周复诊1次。对照组患者口服功效为行气散结、清热通淋的中成药益胆片（合肥神鹿双雄药业有限公司，批号11093102），组成：郁金、金银花、白矾、甘草、硝石、滑石粉、玄参。

2. 观察方法

（1）症状积分观察指标：轻计0~3分，中计4~5分，重计6~7分。计算公式为：[（治疗前积分 – 治疗后积分）/ 治疗前积分] ×100%。显效：减少≥70%；有效：70%>减少≥30%；无效：减少<30%。

（2）影像学检查疗效判定标准。

（3）疗效观察指标：参照《中药新药临床研究指导原则》。

3. 统计学方法

所有数据借助SPSS16.0统计软件进行处理分析。计量资料采用t检验。计数资料采用χ^2。$P<0.05$为有统计学意义。

三、结果

1. 两组患者中医症状积分比较

两组在改善右上腹痛、压痛上均有作用,但在改善患者腹胀胸闷、恶心纳差、嗳气、便干症状方面治疗组优于对照组。见附表9。

附表9 两组治疗后临床症状改善情况表(例)

症状	治疗组					对照组				
	合计	显效	有效	无效	改善率(%)	合计	显效	有效	无效	改善率(%)
右上腹痛	40	39	1	0	100	36	15	19	2	94.4
腹胀闷痛	40	30	7	3	92.5	36	10	12	14	61.1
右上腹压痛	40	36	3	1	97.5	36	16	15	5	86.1
恶心纳差	37	29	6	2	94.5	32	10	11	11	65.6
嗳气	32	21	11	0	100	26	6	10	10	61.5
便干	29	20	9	0	100	31	9	12	10	67.7

2. 两组患者影像学检查比较

两组影像学检查,判定疗效比较,差异有统计学意义($P<0.01$)。见附表10。

附表10 两组影像学检查结果[例(%)]

组别	例数	痊愈	显效	有效	无效	X^2值	P值
治疗组	40	7(17.5)	12(30.0)	19(47.5)	2(5.0)	16.004	0.001
对照组	36	0(0)	6(16.7)	18(50)	12(33.3)		

3. 两组患者总疗效比较

两组治疗后总疗效比较,治疗组优于对照组,差异有统计学意义($P<0.05$)。见附表11。

附表11 两组治疗后总疗效结果(例)

组别	例数	痊愈	显效	有效	无效	总有效率(%)
治疗组	40	7	12	19	2	95.0
对照组	36	0	6	18	12	66.7

四、总结

胆总管结石分为原发性胆总管结石和继发性胆总管结石。胆总管结石直径小于5mm者，较易通过胆总管开口排入十二指肠内，排石过程中患者感到剧烈胆绞痛，小结石一般不易引起胆管梗阻，但其能刺激Oddi括约肌痉挛，引发炎症反应，在胆总管出口处造成暂时性梗阻，从而引起短暂的梗阻性黄疸及诱发急性胰腺炎。直径大于1cm的胆总管结石易引起胆管下端梗阻，导致梗阻性黄疸、化脓性胆管炎、胆总管十二指肠瘘及胆总管壶腹部嵌顿梗阻。目前西医以手术治疗为主，但部分患者可能不宜接受。胆总管结石属中医学"胁痛""黄疸"范畴，本病发生与肝胆脾胃等脏腑失常相关。其发病机理多由于情志不畅、饮食失节、虫积等因素所致肝胆疏泄失调，脾胃运化失司，肝胆气滞，湿浊内生，郁久化热，湿热熏蒸，煎熬成石。临床表现为右季肋部或上腹部胀痛或隐痛，常因情志不畅、进食油腻食物等引起。胆绞痛时，右上腹绞痛可能放射至右肩部并伴有恶心呕吐、腹胀等。

韩臣子主任经过多年临床经验创立调中溶石系列汤剂。其治疗观念不同于其他医家提倡的治疗胆病需从肝论治、从虚论治，而重于调理脾胃，以调理中焦脾胃为主。韩老认为脾胃健则运化调，肝胆疏泄畅通。肝胆气郁，疏泄不利导致血流不畅，气滞血瘀；饮食不节，脾失健运，痰湿中阻，郁久化热，湿热内蕴均为导致胆总管结石的病机。故调中溶石汤方中用生黄芪、白术、陈皮补气健脾和胃，郁金、沉香、延胡索疏肝行气活血，鱼脑石化百石，枳壳、芒硝、大黄荡涤肠腑，降泻浊气。诸药共奏调理脾胃、疏利肝胆之功。通过临床观察表明，调中溶石汤治疗肝胆气郁型胆总管结石安全有效。

（韩丽霞，王晴2012年发表于《北京中医药杂志》第1期）

韩臣子调中法治疗胆石症经验

胆石症是外科的多发、常见疾病，自然发病率为8%~10%，约占胆道外科疾病的90%。目前治疗多以手术为主，但开放性或微创手术有一定的损伤，部分老年体弱患者不符合胆囊手术指征。北京市第四批名老中医韩臣子主任医师行医60余载，擅治多种疑难杂症，尤对治疗胆石症有独到见解。现将其运用"调中法"治疗胆石症经验介绍如下。

一、胆石症的中医学病因病机

胆石症属中医学"胁痛""黄疸""胆胀"等范畴。胆，居六腑之首，又为奇恒之府，主贮藏、排泄胆汁，在肝的疏泄作用下，注入肠中，以传化水谷而行糟粕，以通降下行为顺。《内经》指出，六腑"以通为用，以降为和""泻而不藏""实而不能满"。胆与肝相表里，附于肝之短叶间，其经脉布于两胁。胆石症的发生与肝、胆、脾、胃等功能失常相关，若情志不畅、湿热内蕴或饮食不节，可使胆汁疏泄不畅，造成胆汁郁结，胆道感染，而发为慢性胆囊炎、胆石症。

韩臣子主任在继承历代医家经验的基础上，结合多年临床实践，认为中焦脾胃的健运、协调对肝胆发挥正常疏泄功能及胆腑维持中精之腑、中正之官的生理功能有重要作用。脾胃运化失司，气机升降失调，则少阳枢机不利，厥阴疏泄失常，中焦通降不畅；脾胃困衰，湿浊内生，久蕴化热，湿热互结，久而成石。

二、韩臣子"调中法"学术渊源

《难经》曰："三焦者，水谷之道路也，气之所终始也……中焦者，在胃中脘，不上不下，主腐熟水谷……"《灵枢·营卫生会》云："中焦亦并胃中，出于上焦之后……中焦如沤……此所受气者，泌糟粕，蒸津液，化其精微，上注于肺脉，乃化而为血，以奉生身，莫贵于此。"《灵枢·决气》曰："中焦受气取汁，变化而赤，是谓血。"提示中焦的生理功能主要是脾、胃生理功能概括。

韩老在治疗结石病时注重调理中焦，扶正祛邪，创立了"调中法"治疗结石病的学术思想。"调中焦，清源流，治结石"，调理中焦脾胃，清其结石形成之源流。脾胃得调，气机顺畅，湿热无源以生，胆石无由以成。

三、"调中法"治疗胆石症临床用药

1. 主要方药组成

以补脾升阳的黄芪与降胃涤垢的芒硝配伍，一补一泻，共为君药。黄芪味甘，气微温，入脾经，有益气健脾升阳、益胃固表的功效；芒硝味咸、性寒，归胃、大肠经，有清热、泻下软坚作用。二药一升一降，调理脾胃，升清降浊，清结石形成之源头。以消食健胃的陈皮、清脏腑热的板蓝根为臣药；佐以消导软坚的鸡内金、沉降溶石的鱼脑石、善解各种疼痛的白屈菜；配伍木香、延胡索疏肝行气、活血止痛；茵陈、枳壳清热退黄、降气泻浊。诸药共奏调理中焦、清热消积、活血行气、软坚化石、疏利肝胆、溶石排石之功。

黄芪中黄芪多糖能提高人体免疫功能，增强细胞生理代谢，提高巨噬细胞活性，是理想的免疫增强剂，亦有保肝作用；芒硝可刺激小肠壶腹部，反射性地引起胆囊收缩，促进胆汁排出。

2. 随证加减用药

长期服用清热利湿或攻下药，损伤脾胃，脾胃运化无力，可加重病情或引发变证，出现乏力、气短、纳呆、大便稀溏等症状。韩老总结各家经验，治疗上重视培土固元，调理中焦功能与扶正祛邪并用。所谓"调"者，补其不足，泻其有余，坚者消之，结者散之，郁者疏之，滞者行之。此法可使脾胃复其升降，三焦气机运，使结石消融，化为无形，促进结石排出，防止结石的再生。

韩老重视脾胃与胆关系，健运脾胃以强后天之本。脾胃运化功能健旺，则胆汁疏泄正常。脾胃运化失司，肝胆气滞，湿浊内生，郁久化热，湿热熏蒸，煎熬成石，而发生胁痛、黄疸等。故健运脾胃，复其升降，强后天之本；调胆的升清、宣发与通降之功，以清结石之源。临证中遇气滞者常配伍枳实、厚朴、延胡索、川楝子；气虚运化无力者常配伍党参、炒白术、五加皮；脾运失常，肝失疏泄，胆失条达致胁肋胀痛，咽干口苦，舌红苔黄，或黄疸者，配伍柴胡、郁金、枳实、茵陈、生大黄、炒栀子、金钱草等。韩老认为脾胃健运，气血旺盛，正气充足，可有利于结石排出；反之脾胃功能失调，中焦郁滞，久而蕴生湿浊，中焦气化功能受阻，不能排出中焦废浊，继而结石中生。

四、病案举例

患者，女，51岁。2013年9月26日初诊。

患者因右侧胁肋部及背部反复胀痛3个月就诊。胀痛反复发作，甚则连及肩背，纳谷不香，不伴厌食油腻，无恶心呕吐，大便正常。舌体偏小，舌质淡红，苔白厚，脉弦细。2013年6月4日彩超：脂肪肝，胆囊结石多发，较大约0.9cm×0.6cm。

中医诊断：胁痛（肝胆气郁证）。

治法：调中溶石汤加减。方药组成：黄芪10g，芒硝6g（后下），鸡内金15g，白术15g，陈皮12g，板蓝根15g，鱼脑石15g（先煎），白屈菜10g，延胡索10g，佛手10g，沉香10g（后下），枳壳10g，金钱草30g，香橼15g，山药12g，郁金15g。7剂，水煎服200mL，每日1剂，分3次服。

二诊：2013年10月3日。患者诉两胁部胀痛、后背疼痛减轻，纳食好，大便日2次。舌质红，苔白润，脉弦细。复查彩超：胆囊内可见2个强回声伴浅淡声影，较大约0.5cm×0.4cm。继服上方7剂。

三诊：2013年10月29日。患者无腹胀、腹痛，纳好，大便正常。舌质红，苔薄白，脉细。复查彩超：脂肪肝，胆石已排净。停药3个月后随访，无胁肋部胀痛，饮食可，排便正常。

（韩丽霞，王晴，董秀敏等2015年发表于《北京中医药杂志》第5期）

韩臣子"调中法"治疗石淋294例临床疗效分析

名老中医韩臣子是第三届首都国医名师,韩臣子全国基层名老中医药专家传承工作室学术带头人,北京市第四批名老中医药专家学术经验继承工作指导老师,北京中医药"薪火传承3+3工程"韩臣子基层老中医传承工作室指导老师,北京中医药传承"双百工程"指导老师,首批"仲景国医导师"。韩老悬壶济世七十载,主张"调中焦,清源流,治结石",独创调中消石汤,配合体外冲击波碎石治疗泌尿系结石,临床疗效显著。

一、资料与方法

1. 临床资料

(1)一般资料:病例来源于2015年4月~2016年6月北京市房山区中医医院结石科门诊接诊的泌尿系结石患者。选取符合纳入标准的患者600例,按患者意愿分为暴露组(300例)和非暴露组(300例)。暴露组男性229例(77.89%),女性65例(22.11%);年龄最小18岁,最大70岁,平均年龄(41.41±11.89)岁,病程2~5年。非暴露组男性215例(71.67%),女性85例(28.33%);年龄最小19岁,最大70岁,平均年龄(45.01±8.78)岁,病程2~5年。两组性别、年龄、病程差异均无统计学意义($P>0.05$),具有可比性。

(2)诊断标准:石淋的诊断标准参考《中医内科常见疾病诊疗指南》(中国中医药出版社,2008年)和中华人民共和国中医药行业标准ZY/T001.1-94《中医病证诊断疗效标准》中的诊断依据、证候分类。

诊断依据:①发作时腰腹绞痛,痛及前阴,面色苍白,冷汗,恶心呕吐;可伴有发热恶寒,小便涩痛频急,或有排尿中断。②肉眼可见血尿,或小便有砂石排出。③尿常规检查有红细胞。④肾系 B 超检查，或 X 线检查、肾盂造影等可明确结石部位，必要时作膀胱镜逆行造影。

证候分类：①下焦湿热：腰腹绞痛，小便涩痛，尿中带血，或排尿中断，解时刺痛难忍，大便干结；舌苔黄腻，脉弦或数。②下焦瘀滞：腰痛发胀，少腹刺痛，尿中夹血块或尿色暗红，解时不畅；舌质紫暗或有瘀斑，脉细涩。③肾气亏虚：腰腹隐痛，排尿无力，少腹坠胀，神疲乏力，甚则颜面虚浮，畏寒肢冷；舌体淡胖，脉沉细弱。④肾阴亏虚：头晕目眩，耳鸣，心烦咽燥，腰酸膝软；舌红苔少，脉细数。

（3）纳入标准：①符合泌尿系结石的诊断标准；②泌尿系结石大小在 0.6~2.0cm，结石可单发或多发；③年龄在 18~70 岁；④无语言及智力障碍，可顺利交流；⑤签署经房山区中医医院伦理委员会审查通过的知情同意书。

（4）排除标准：①合并有严重心、脑血管疾病患者；②凝血功能异常及严重骨关节疾病患者；③妊娠期、哺乳期妇女；④内分泌疾病血糖控制不佳者；⑤其他原因不能顺利完成治疗的患者。

（5）剔除标准：出现下列情况之一，资料统计分析前，由研究者判断数据集的划分，应依据受试者完成试验的程度、退出原因等因素来综合判断是否将此受试者剔除，并做出相关说明：①不符合纳入标准或符合排除标准，不应纳入研究；②不遵守研究计划、依从性差。

（6）脱落和退出标准：如果符合以下情况，将退出本研究：①患者本人要求退出；②患者失访；③所患疾病可能影响到继续参加研究；④研究人员判定患者继续参加研究可能影响患者安全。

2. 治疗方法

（1）非暴露组：给予体外冲击波碎石治疗。体外震波碎石机，B 超定位碎石机：广东汕头威达体外干式震波碎石机 WD-ESWL91。X 线定位碎石机：广东湛江南鲸牌 HB-ESWL-VG 型碎石机。术前测血压、心率，与患者进行沟通交流，减少患者紧张情绪，并签署术前知情同意书。经 B 超或 C 型臂下 X 线对结石进行定位，取仰卧位，B 超定位碎石电压 110~130V，C 型臂下 X 线定位碎石电压 5~9V，60~70 次/分，根据体质、胖瘦、结石大小确定震波次数，一般为 2000~2500 次，并观察结石粉碎情况及位置，给予必要调整位置，以结石影变淡、变大，说明结石已碎开。全过程监测血压、脉搏，必要时予止痛、补液治疗，碎石后嘱患者卧床休息，多饮水，多排尿，并收集排出结石。

（2）暴露组：在体外冲击波碎石治疗的基础上配合调中消石汤治疗。调中消石汤组成：生黄芪15g，芒硝6g，鸡内金15g，鱼脑石15g。随证加减：下焦湿热型加车前子、萹蓄、郁金；下焦瘀滞型加丹参、延胡索、沉香；肾气亏虚型加山药、山茱萸、菟丝子；肾阴亏虚型加枸杞子、女贞子；尿血加小蓟、三七；疼痛较重者加白屈菜5~10g。各型临证略作加减，每剂水煎2次，取汁，分早中晚3次温服，疗程4周。

3. 观察指标及安全性指标

（1）观察指标症状、体征、影像学（腹部彩超、腹平片或腹部CT）、尿常规。

主症积分：①腰腹痛：胀痛、酸痛、绞痛、隐痛；②排尿异常：尿频、尿急、尿痛、尿灼热、尿涩、尿黄、尿少、血尿、排出砂石、排尿无力、排尿混浊。具备一项积1分，无症状为0分。

（2）安全性指标：血常规、肝肾功能。

4. 疗效判定标准

参考《中药临床药理学》及中华人民共和国中医药行业标准ZY/T001.1-94《中医病证诊断疗效标准》的疗效判定标准。

①痊愈：症状体征全部消失，镜下血尿消失，结石排出并收集到结石标本，经B超或X线腹平片复查证实结石全部排出，无残留结石，尿常规正常；②有效：症状体征好转，镜下血尿好转，经B超或X线腹平片复查证实肾结石通过第一狭窄，降入输尿管上段或输尿管结石下降一个椎体以上，或多发结石部分排出，体积缩小，结石数量减少，体积缩小；③无效：症状体征无改变，经B超或X线腹平片复查证实结石无移动，数量体积无变化。

5. 统计学方法

采用SPSS19.0软件进行统计分析，计量资料满足正态分布的采用（均值±标准差，$\bar{x}\pm s$）描述，偏态分布的采用中位数、四分位间距描述。计数资料的描述采用频数、率描述。计量资料满足正态分布的采用t检验，偏态分布采用秩和检验；计数资料采用卡方检验。以 $P<0.05$ 为差异有统计学意义。

二、结果

1. 两组疗效比较

暴露组痊愈240例，有效25例，无效29例，有效率90.14%；非暴露组痊愈120例，有效96例，无效84例，有效率72.00%。暴露组总有效率明显优于非暴露组（$P<0.05$）。结果见附表12。

附表12 两组疗效比较 [例（%）]

组别	例数	痊愈	有效	无效	总有效率
非暴露组	300	120（40.00）	96（32.00）	84（28.00）	72.00
暴露组	294	240（81.63）	25（8.51）	29（9.86）	90.14[*]

注：与非暴露组比较，[*]$P<0.05$。

2. 两组复发率比较

暴露组半年复发15例，复发率5.10%；1年复发15例，复发率5.10%。非暴露组半年复发12例，复发率4.00%；1年复发60例，复发率20.00%。1年复发率比较，差异有统计学意义（$P<0.05$）。结果见附表13。

附表13 两组复发率比较 [例（%）]

组别	例数	0.5年	1年
非暴露组	300	12（4.00）	60（20.00）
暴露组	294	15（5.10）	15（5.10）[*]

注：与非暴露组比较，[*]$P<0.05$。

3. 两组主要症状积分情况比较

治疗1周、2周、3周后暴露组主要症状积分均明显低于非暴露组（$P<0.05$）。结果见附表14。

附表14　两组治疗前后主要症状积分情况比较（分，$\bar{X} \pm s$）

组别	例数	时间	主症积分
非暴露组	300	治疗前	1.69 ± 1.12
		治疗1周	1.14 ± 0.70
		治疗2周	0.69 ± 0.83
		治疗3周	0.41 ± 0.74
		治疗4周	0.11 ± 0.43
暴露组	294	治疗前	1.66 ± 1.24
		治疗1周	0.57 ± 0.91*
		治疗2周	0.29 ± 0.70*
		治疗3周	0.20 ± 0.61*
		治疗4周	0.12 ± 0.48

注：与非暴露组比较，*$P<0.05$。

4. 脱落病例

暴露组2例失访，4例违背研究方案，脱落率2.00%。

5. 不良事件

比较患者治疗前后血常规、肝肾功能（血清谷丙转氨酶、谷草转氨酶、肌酐、尿素氮），均未出现正常转异常或异常加剧。

三、讨论

石淋病相当于西医学的泌尿系结石一病，为临床常见病与多发病。根据结石所在位置，可分为肾结石、输尿管结石、膀胱结石、尿道结石。我国南方地区和山区多见，房山区为结石病多发地区。

中医将其归属于"淋证""石淋"范畴，典型临床表现为肾绞痛与排尿异常。《金匮要略》曰："淋之为病，小便如粟状，小腹弦急，痛引脐中。"形象地描述了本病急性发作时的症状。历代医家对石淋病病机与治疗均有不同的认识。韩老在参研经典古籍，汲取医道圣贤经验的基础上，结合自身的临证感悟提出"调中焦，清源流，治结石"，独创调中消石汤，配合体外冲击波碎石治疗石淋病，临床有效率达90.14%，明显高于单纯体外冲击波碎石治疗，1年复发率5.10%，明显低于单纯体外冲击波碎石治疗。服用调中消石汤的患者从治疗后1周开始,主要症状即明显改善,优于单纯体外冲击波碎石治疗的患者。

韩老认为结石的形成与中焦脾胃密切相关,脾胃为"后天之本",中焦气化失司,水液瘀滞,浊邪流注于下焦,水湿之邪日久化热,煎液成石,加之脾病日久累及肾脏,肾与膀胱气化失司,水道不利,遂成石淋。正如《诸病源候论·淋病诸候》:"肾主水,水结则化为石,故肾客砂石。肾虚为热所乘,热则成淋。"又如《证治准绳》:"砂石淋,乃是膀胱蓄热而成,正如汤瓶久在火中,底结白碱而不能去。"可见结石的形成与中焦脾胃、肾、膀胱相关。治疗应以清理结石形成之源头,恢复中焦脾胃升清降浊之功能,调理全身气机之枢纽为本。

临床上韩老治疗石淋病常用药物为黄芪、芒硝、鸡内金、鱼脑石。黄芪性温,味甘,归脾、肺、肝、肾经,有补气升阳,利水消肿之功。张景岳言:"黄芪味甘气平,气味俱轻,升多降少,阳中微阴,生者微凉,可治痈疽,蜜炙性温,能补虚损。"韩老认为石淋病的形成与人体水液代谢失常有关,而人体水液代谢与肺、脾、肾三脏相关。黄芪皮黄肉白,质轻升浮,色黄入脾,色白入肺,故用黄芪温通三焦,升阳利水。韩老认为石淋病并不拘泥于"淋证忌补"的原则,他认为脾胃健运,气血旺盛,正气充足才有利于结石的排出。现代药理学相关研究认为,黄芪可以使患者机体的免疫力水平得到显著性提升,使新陈代谢增强,其强劲的益气利水作用,可以使患者尿中所含有的盐类物质不易发生沉积,使已经形成的结石能够顺利地排出体外。动物实验研究结果证实,服用黄芪之后实验动物的输尿管蠕动波和频率都呈现显著增强状态,对结石的排出可以产生积极的促进作用。

芒硝性寒,味咸、苦,归胃、大肠经,有清热、泻下、软坚之能。《神农本草经》曰其能"除寒热邪气,逐六腑积聚、结固、留癖,能化七十二种石",韩老用芒硝取其调中化石之功。芒硝常与黄芪配伍,两药一升一降,一补一攻,使清气升,浊邪降,脾胃健运,生化有源。韩老根据患者就诊季节、体质、居住地不同,芒硝用量亦不同,平原地区患者用2~3g,山区患者用到6~9g。

鸡内金性平,味甘,归脾、胃、小肠、膀胱经,有运脾消食、固精止遗的功效，尚有化坚消石之功。《名医别录》记载"主小便利，遗溺"。张锡纯《医学衷中参西录》言："鸡内金，鸡之脾胃也，其中原含有稀盐酸，故其味酸而性微温，中有瓷、石、铜、铁皆能消化，其善化瘀积可知。《内经》谓'诸湿肿满，皆属于脾'，盖脾中多回血管，原为通彻玲珑之体，是以居于中焦以升降气化，若有瘀积，气化不能升降，是以易致胀满。用鸡内金为脏器疗法，若再与白术等分并用，为消化瘀积之要药……且为鸡内金含有稀盐酸，不但能消脾胃之积，无论脏腑何处有积，鸡内金皆能消之。"清代《握灵本草》云："治小便淋沥涩痛，五钱烧研。"现在一般认为生用适于通淋化石，砂烫后能增强健脾消积作用，炒焦后能增强消食作用。也有报道鸡内金可用滑石粉炒以增强鸡内金的化石利水之功。也有学者发现大剂量应用鸡内金排石效果明显提高。韩老认为鸡内金健运脾胃，生发胃气，消食化积，补中兼有消导之义，常与白术、山药、陈皮等配伍调理中焦。

鱼脑石是石首鱼科动物头骨中的耳石，味甘，性咸、寒，归膀胱经，有化石，利尿通淋，清热解毒等功效。《日华子本草》曰："其是脑中枕，取其烧为末，饮下治石淋。"《本草纲目》记载头中石"研末或烧研水服，主淋沥，小便不通"。《开宝本草》言其"主下石淋"。施今墨常将鱼脑石与海浮石合用治疗各种结石病。鱼脑石为韩老治疗石淋病的特色用药。韩老用鱼脑石取其沉降溶石之功，且能行水，在调理中焦基础上配伍本品促进结石排出。

上方诸药共奏调中焦、治下焦、健脾胃、排砂石之效。下焦湿热加车前子、萹蓄、郁金；气滞血瘀加丹参、延胡索、沉香；肾气不足加山药、山茱萸、菟丝子；肾阴不足加枸杞子、女贞子；尿血加小蓟、三七。调中消石汤配合体外冲击波碎石治疗石淋病临床疗效显著，且能明显降低石淋的复发率，缩短腰腹痛、排尿异常等主要症状缓解时间。

（韩丽霞，白晓旭，张红等 2019 年发表于《世界中西医结合杂志》第 14 期）